DOENÇAS QUE *MUDARAM*
A *HISTÓRIA*

Proibida a reprodução total ou parcial em qualquer mídia
sem a autorização escrita da editora.
Os infratores estão sujeitos às penas da lei.

A Editora não é responsável pelo conteúdo deste livro.
O Autor conhece os fatos narrados, pelos quais é responsável,
assim como se responsabiliza pelos juízos emitidos.

Consulte nosso catálogo completo e últimos lançamentos em **www.editoracontexto.com.br**.

Guido Carlos Levi

DOENÇAS QUE *MUDARAM* A *HISTÓRIA*

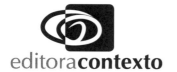

Apoio:

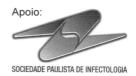

SOCIEDADE PAULISTA DE INFECTOLOGIA

Copyright © 2018 do Autor

Todos os direitos desta edição reservados à
Editora Contexto (Editora Pinsky Ltda.)

Montagem de capa e diagramação
Gustavo S. Vilas Boas

Preparação de textos
Lilian Aquino

Revisão
Bruno Rodrigues

Dados Internacionais de Catalogação na Publicação (CIP)

Levi, Guido Carlos
Doenças que mudaram a história / Guido Carlos Levi. –
1. ed., 2ª reimpressão. – São Paulo : Contexto, 2021.
96 p. : il.

Bibliografia
ISBN 978-85-520-0054-9

1. Ficção brasileira 2. Doenças – História – Ficção
3. Medicina – História – Ficção I. Título

18-1019   CDD B869.3

Andreia de Almeida CRB-8/7889

Índices para catálogo sistemático:
1. Doenças transmissíveis – Ficção

2021

EDITORA CONTEXTO
Diretor editorial: *Jaime Pinsky*

Rua Dr. José Elias, 520 – Alto da Lapa
05083-030 – São Paulo – SP
PABX: (11) 3832 5838
contexto@editoracontexto.com.br
www.editoracontexto.com.br

Dedicatória

A Gabriel Oselka, com gratidão por 50 anos de amizade leal e proveitosa, pelas úteis sugestões e pela cuidadosa revisão deste livro.

*Para
David
André
Olívia
Enrico*

Agradecimentos

*Ao meu caro amigo Pedro Bandeira, pela sugestão do título desta obra e pelo permanente incentivo.
À Sra. Michelle Rosa, pela paciência e cuidado na digitação do texto.*

SUMÁRIO

Prefácio 9

Explicação 11

introdução: Confraria dos médicos-historiadores
"Doenças que fizeram história" 13

Siracusa 17
A peste dos mares 25
Aves de mau agouro 35
A praga de Justiniano 45
Interrupção inesperada 51
O Aleijadinho 55
A peste de Atenas 65
A grande armada e o pequeno piolho 71
O mapa da mina 79

Leituras recomendadas 93
O autor 95

PREFÁCIO

Este livro, o segundo romance escrito por meu pai, junta dois de seus grandes interesses por toda a vida: Medicina e História. Ele cursava Medicina na Pontifícia Universidade Católica (PUC) de Sorocaba quando aconteceu o golpe em 1964. Já formado, em 1966, optou pela residência em Infectologia, especialidade que tinha também uma conotação política ao procurar combater a desigualdade manifestada através das muitas doenças parasitárias que afligiam, particularmente, os mais pobres. Nesse sentido, destacava-se a doença de Chagas, naquela época muito prevalente em todo o Brasil e associada às péssimas moradias de pau a pique, nas quais o vetor transmissor, o inseto chupador de sangue apelidado de Barbeiro, fazia sua casa. No Serviço de Infectologia do Hospital do Servidor Público Estadual, atendeu centenas de pacientes chagásicos, invariavelmente migrantes ou filhos de migrantes do Nordeste e Minas Gerais, que abandonavam o campo rumo aos centros urbanos em busca de comida e trabalho.

Desde pequeno, eu gostava muito de ouvir histórias e sempre pedia para meu pai as contar. Mas as dele não eram contos infantis, e sim passagens da História, principalmente do mundo antigo. Por ele, conheci Aquiles, Júlio César, Cleópatra, Napoleão e muitos outros personagens, transmitindo-me, assim, o gosto por ler e saber sobre a humanidade que nos antecedeu. Mais tarde, na pré-adolescência, nos levou para conhecer os maias no Yucatán, além de Egito, Grécia, Roma e Babilônia no Louvre e no Museu Britânico.

Estudei Biologia e me especializei na Biologia Molecular. Nossos caminhos profissionais se encontraram quando surgiu a epidemia de aids e a descoberta do HIV. Ele se dedicava aos seus pacientes e à luta política pelo acesso ao melhor tratamento e acolhimento digno, enquanto eu fazia os testes moleculares que serviam ao diagnóstico e monitoramento. Essa epidemia, que promoveu tantas mudanças comportamentais e evoluções tecnológicas e que ele vivenciou intensamente, ficou fora deste livro, talvez aguardando uma nova edição com temas contemporâneos, pois, além do HIV, não estão nos faltando pandemias emergentes como a gripe suína e a zika.

Mas nada mais atual do que o uso do Google, que recebeu seu reconhecimento na "Explicação", para obtenção das informações, muitas delas geradas através da recuperação do DNA dos patógenos a partir de ossos e múmias, pelas mais modernas técnicas de sequenciamento genético, permitindo a identificação dos agentes etiológicos às vezes até séculos depois dos eventos descritos.

Os personagens participantes da confraria narrada neste livro são todos médicos que se reúnem periodicamente para falar de temas para além da Medicina e confraternizar. Inspiração que, de fato, veio da realidade, já que meu pai organizou por muitos anos encontros mensais com seus amigos médicos para ouvir e conversar sobre música clássica, outra de suas paixões e tema do seu primeiro romance, *Melodia mortal*.

Misturando pitadas de futebol, História, Medicina e personagens com feições reais criados a partir da observação e convivência com seus colegas de profissão, este é um livro escrito com paixão e bom humor, mas fruto de uma pesquisa séria sobre momentos em que seres microscópicos e desconhecidos foram os protagonistas da História.

José Eduardo Levi
Biólogo

EXPLICAÇÃO

O estudo das epidemias e de sua influência no destino de povos e nações é um assunto fascinante. O mesmo se pode dizer do conhecimento sobre doenças que não tiveram características epidêmicas, mas que acometeram personagens de grande importância e influência ampla, histórica ou artisticamente. Considerando ser assuntos de grande interesse, não restritos aos profissionais da saúde, decidi escrever este livro para registrar alguns exemplos mais emblemáticos sobre a matéria, em uma linguagem acessível a todo tipo de leitor. Espero ter obtido sucesso na empreitada.

Talvez alguns leitores observem que, no meio de tantos capítulos sobre acontecimentos históricos fundamentais que modificaram os destinos do mundo, há um capítulo sobre Aleijadinho. Ele certamente não modificou a História, mas teve grande influência na arte barroca mineira. Fúlvia, uma apaixonada pelo assunto, me pediu muito para incluir o tema na coletânea. Como poderão perceber os que ultrapassarem a leitura dos primeiros quatro capítulos, Fúlvia, além de bonita e cativante, tem uma personalidade forte. Não tive coragem de negar o seu pedido; peço que considerem essa inclusão como uma homenagem a um grande artista brasileiro e um interlúdio entre tantas guerras e batalhas que compõem a quase totalidade desta obra.

No final, coloquei uma bibliografia com leituras que considero obrigatórias para os interessados no estudo das grandes epidemias. Apesar da qualidade excepcional desses textos, não teria sido possível escrever esta obra sem a enorme gama de informações fornecidas pelo milagre da internet. Sem a ajuda do Google, jamais teria conseguido tantas descobertas que consegui simplesmente apertando um botão.

INTRODUÇÃO
CONFRARIA DOS MÉDICOS-HISTORIADORES "DOENÇAS QUE FIZERAM HISTÓRIA"

Toda última terça-feira do mês, oito médicos se reúnem para um jantar numa pizzaria no bairro do Bixiga, em São Paulo.

Além da profissão, o que têm esses médicos em comum? A paixão pela História, em particular o estudo da influência das doenças no desencadeamento e na evolução de acontecimentos históricos.

Permita-me apresentá-los:

1. Oberdan Dallapiccola – 72 anos, decano do grupo. Clínico-geral. Seu pai era italiano e palmeirense fanático. Único chamado de doutor pelo grupo.
2. Fúlvia Jardim – jovem e muito bonita. Patologista especializada em Biologia Molecular, fascinada pela paleopatologia. Trabalha no maior laboratório de saúde pública do estado.
3. Amadeu Leite – média idade e muito educado. Dermatologista. Grande estudioso da civilização grega antiga.
4. Jorge Castro – média idade, muito esquentado. Trabalha em posto de saúde na periferia. Corintiano fanático. Autoproclamado o mais esquerdista do grupo.

5. Ângela Moura – jovem e resmungona. Gastroenterologista, sempre mal-humorada, especialmente após fazer colonoscopias em série.
6. Oswaldo Ribas – filho de um grande epidemiologista. Infectologista, trabalha em tempo integral em um hospital público de isolamento.
7. Roberval Assunção – oftalmologista de sucesso, opera nos melhores hospitais privados. Muito rico e um pouco arrogante.
8. Jubran Khalil – filho de imigrantes árabes, grande conhecedor da civilização egípcia. Especialista em doenças cardiopulmonares.

Você, leitor, obviamente perguntará o porquê das reuniões serem sempre às terças-feiras e em uma pizzaria.

Bem, como vocês viram na apresentação dos participantes, um deles, o Dr. Jorge, é corintiano fanático. Partiu dele a exigência do dia, por ser o de menor risco de coincidência com o de um jogo do Corinthians, o qual ele nunca perde, seja no campo, seja pela televisão ou até pelo rádio.

Vocês devem ter notado também haver um razoável desnível econômico entre os participantes. Logo, não seria correto jantarem em restaurantes sofisticados, onde o Dr. Roberval se refestelaria com um pato à vienense, regado por um caro vinho, enquanto o Dr. Jorge teria que se contentar com um nhoque com frango acompanhado por refrigerante. Assim, pizzaria evita qualquer embaraço nesse sentido. Além disso, eles têm o hábito de sempre pedir quatro pizzas, duas de mozzarella e duas de calabresa, cortadas em quatro pedaços cada. Com isso, há justiça social também nas porções, pois cada um recebe sempre duas grandes fatias, suficientes para satisfazer o apetite.

Só não conseguem evitar certo desconforto na chegada do grupo. Enquanto alguns vão de metrô ou com carros de baixo custo, o Dr. Roberval alterna suas idas entre seu Porsche azul flamante e sua Ferrari vermelha. Mas, uma vez dentro da pizzaria, são todos iguais.

E por que se reúnem sempre em São Paulo? Pois todos aqui residem, apesar de seus nomes poderem, em alguns casos, sugerir origens mais longínquas. O nome do Dr. Oberdan, por exemplo, poderia surgir origem italiana, como uma homenagem de seu pai a Guglielmo Oberdan, o grande herói triestino das lutas de libertação contra os austríacos, enforcado por estes aos 24 anos. Em verdade, seu pai era italiano, mas vivia no Brasil desde criança. E o nome foi dado ao filho como tributo ao grande goleiro Oberdan Cattani, ídolo do Palmeiras na época em que este nasceu. Como mais velho do grupo, cabe sempre a ele a coordenação das reuniões. Em sistema de rodízio, a cada mês um dos participantes apresenta um tema, sempre de escolha própria. Pode ser um assunto histórico, mitológico, artístico – a única exigência é que seja centralizado em uma doença de importância marcante em qualquer área. Após (e, muitas vezes, também durante) a apresentação do relator do encontro, os outros se envolvem num debate que, em certas ocasiões, chega a ser acalorado.

Vamos, portanto, apresentar a vocês algumas das reuniões da confraria que selecionamos entre as que julgamos mais interessantes. Esperamos que vocês concordem.

SIRACUSA

— Creio, senhores, que o vinho que selecionei para nosso jantar já deve ter lhes dado uma boa pista da região geográfica das ocorrências que escolhi para minha apresentação desta noite – disse Oberdan.
— Obviamente que um Corvo aponta para a Sicília. – Era Roberval, que não podia perder a oportunidade de demostrar seus conhecimentos de enologia. – Não é dos meus preferidos, mas é um bom vinho – comentou com certo ar de superioridade, a sugerir estar acostumado a beber vinhos de maior classe e, evidentemente, de maior custo também.
— Acertou, Roberval. Não sei se vocês todos sabem, mas minha família é de origem siciliana; meus avós eram de Ragusa e Catania. Por isso, enquanto a saúde me permite, decidi preencher a imperdoável lacuna de nunca ter visitado a terra dos meus antepassados e fiz uma viagem para conhecer toda a ilha.
— Ah, Taormina – suspirou Fúlvia. – Sempre tive o sonho de conhecer essa cidade. Se for tão linda quanto sugerem as fotos e os filmes...
— De fato é, Fúlvia. É um lugar maravilhoso. Difícil imaginar um local mais romântico, especialmente à noite, quando todos os

pequenos restaurantes da rua principal e de suas poucas travessas se iluminam com a luz dos lampiões... – suspirou Oberdan, com certeza perdido nas lembranças dos momentos lá passados com sua esposa, sua amada e companheira de vida e de viagens. – Mas de dia também Taormina tem muito a oferecer: sua vista sobre o mar, seu teatro romano, seus deliciosos *arancini*, que você pode degustar sem medo de se decepcionar mesmo nos barzinhos mais simples.

– Portanto, hoje o tema da reunião se relaciona com Taormina? – indagou a pouco romântica Ângela.

– Não, Ângela, a Sicília não é só Taormina. Ela é toda maravilhosa. Vocês não podem imaginar a emoção que senti ao visitar Segesta.

– E seu templo dórico, com vista para o mar – disse Amadeu.

– Isso mesmo, Amadeu, servia de templo, mas, simultaneamente, como ponto de observação para a possível aproximação de barcos, amigos ou inimigos. E os mosaicos romanos de Piazza Amenina? E o vale dos templos de Agrigento? Não é à toa que, no seu tempo, Píndaro a definiu como "a cidade mais bela dos mortais".

– Estou me roendo de inveja, Dr. Oberdan – disse choramingando Amadeu. – Eu, que tanto amo a civilização grega, nunca pude fazer uma viagem como essa.

– Vai chegar sua vez, Amadeu, você ainda é bastante jovem, pelo menos comparado comigo. E quem sabe se não vai lhe aparecer um congresso de dermatologia em Erice, agora na moda como sede de eventos. Mas vamos prosseguir. Minha parada seguinte, depois de Agrigento, foi Siracusa. Lá visitei sua famosa catedral.

– Que em sua origem era um templo dedicado à Minerva – disse Amadeu.

– Exato, Amadeu. Fiquei deslumbrado com a Fontana Aretusa, o templo de Apolo e o teatro apelidado de "Orelha de Dionísio", de acústica surpreendente. Mas foi praticamente no fim da minha jornada nessa cidade que ocorreu aquilo que me motivou a preparar esta palestra.

– Já estou imaginando – interveio Ribas, sugerindo que já tinha ideia sobre o assunto que iria ser apresentado.

– Pois é, Ribas, imaginei que, pela sua especialidade, este assunto não lhe seria desconhecido. Então, vamos lá. Pouco antes de se despedir de mim e de minha esposa, o guia apontou para uma planície logo fora da cidade e comentou que lá acamparam os exércitos cartagineses, em 397 a.C., num cerco destinado a conquistar a cidade. Após alguns meses de cerco, quando os habitantes de Siracusa já estavam praticamente resignados com a conquista, subitamente, e sem nenhuma explicação, os cartagineses abandonaram suas posições e se retiraram.

– Sem nenhuma explicação para o guia, talvez, mas possivelmente não para nós – disse Ribas.

– Pois, Ribas, foi a possibilidade de encontrarmos um motivo para essa conduta inusitada que me levou a estudar o assunto e trazê-lo hoje para vossa análise. Mas, inicialmente, vamos deixar claro que, apesar de falarmos de Cartago e Siracusa, não estamos entrando no terreno das Guerras Púnicas, ocorridas entre os romanos e os cartagineses posteriormente. Os acontecimentos que vamos discutir ocorreram quase um século antes da primeira delas.

– Não tem a ver com as Guerras Púnicas em termos – interrompeu Amadeu. – Se não estou errado, o desenlace deste cerco pode ter tido grande influência no resultado das Guerras Púnicas.

– Não, claro que você não está errado, Amadeu. Afinal, o que é que você não sabe sobre a civilização grega? No entanto, eu estava deixando essa análise para a conclusão de minha apresentação.

– Tem razão, Dr. Oberdan, eu é que me precipitei em colocar o final antes do começo...

– Nada a desculpar, Amadeu, eu também sinto certa ansiedade para chegar logo ao nosso debate. Mas comecemos pelos fatos históricos.

– Ou seja, ano 397 a.C.? – perguntou Jubran.

– Um pouco antes disso, Jubran. Já no ano de 406 a.C., os cartagineses tinham invadido a Sicília – com bastante sucesso, aliás. O que lhes permitiu, sob o comando de Himlico, a conquista de várias cidades. O descontentamento com esses acontecimentos levou à escolha de Dionysius como tirano, ou seja, governante de poderes quase absolutos na cidade de Siracusa. Essas duas lideranças assinaram, no ano de 405 a.C., um tratado de paz que dava aos cartagineses controle direto, ou por intermédio de aliados, de mais de metade da Sicília. Mas Dionysius não tinha intenção de respeitar esse tratado. Fortificou a ilha de Ortígia, localização original de Siracusa, construiu poderosos muros de proteção de 2 a 4 metros de espessura ao redor da cidade, aumentou suas forças armadas, fez construir 200 novos navios e armas de guerra, como as catapultas. E em 404 a.C. rompeu o tratado, atacando as cidades fenícias da Sicília.

– Mas os cartagineses não assistiram a tudo isso de braços cruzados, imagino – comentou Roberval.

– Não, Roberval. Eles se prepararam até 397 a.C., quando, com um exército de 50 mil homens, reforçados por guerreiros dos povos aliados, centenas de barcos de guerra e de transporte chegaram a Siracusa prontos para a guerra.

– Que, se me recordo bem, começou com escaramuças com vitórias de ambos os lados – disse Amadeu.

– Isso, Amadeu, até que Dionysius e suas tropas gregas decidiram permanecer em Siracusa e lá enfrentar o cerco dos cartagineses com total confiança em suas fortificações e na possibilidade de navios gregos romperem o cerco e abastecerem a cidade com suprimentos.

– E aí chegou o inverno – comentou Amadeu.

– Um inverno em que quase tudo parou de acontecer, com as partes se limitando a manter suas posições. Mesmo com a chegada da primavera de 396 a.C., os combates se limitaram a pequenas escaramuças. Tem-se a impressão de que estavam todos se preparando para uma batalha decisiva durante o verão. E aí acontece o imprevisto.

– Puxa, parece filme de suspense – comentou Fúlvia, com aquele sorriso que amolecia o cérebro de Jorge e o fazia se sentir novamente como um adolescente.

– Sim, mas não só suspense, como também mistério, que perdura até hoje para muitos historiadores e, como vimos, para meu guia também. Pois, ao invés do esperado ataque, os habitantes de Siracusa se depararam com uma absolutamente imprevista retirada das tropas cartaginesas.

– Terá sido por causa da malária? Afinal, essas regiões eram bem pantanosas na época – arriscou Ângela.

– E o foram até recentemente, Ângela. Mas não creio que a malária tenha sido a principal responsável – disse Oberdan.

– E qual foi então, Dr. Oberdan? – Fúlvia estava ficando aflita para conhecer logo o final do filme.

– Bem, para tirar minhas conclusões, vou me apoiar na descrição detalhada que o historiador Diodorus Siculus fez da doença. Vou resumir seu relato: "A doença começava com calafrios alternados com ondas de calor e dor de garganta, seguidos por febre e dor nas costas. Logo depois aparecia uma erupção vesiculosa por todo o corpo, muitos pacientes se tornavam delirantes, e a morte sobrevinha em geral no quinto ou sexto dia." – Isso nos sugere alguma coisa?

– Claro, Dr. Oberdan, essa descrição é extremamente sugestiva de varíola – falou Ribas, com entusiasmo, embora fosse muito jovem para ter visto um caso da doença, como aliás todos os outros, com exceção do Dr. Oberdan. Ele conhecia a doença a fundo, pela sua especialidade e por trabalhar no primeiro hospital de isolamento para varíola da cidade de São Paulo.

– Sim – acrescentou Amadeu –, esse aparecimento simultâneo de vesículas pelo corpo todo, num quadro febril grave, é extremamente sugestivo dessa peste, comum na Antiguidade. A morte precoce, no quinto ou sexto dia, é bem compatível com as descrições das formas graves de varíola que nos chegaram da Antiguidade. Mais recentemente, nós lhes demos nomes classificatórios, como formas hipertóxicas, hemorrágicas, confluentes e outras denominações que, no fundo, batem com o que os antigos descreviam como formas graves da doença... Que ainda não se chamava varíola – completou –, já que esse nome só surgiu no século VI d.C.. O bispo suíço Marius de Avenches teria sugerido essa denominação a partir do latim *varius* ("manchado"), ou *varus* ("espinha").

– Verdade, na Antiguidade geralmente todas as doenças epidêmicas eram chamadas de pragas ou pestes, independentemente de suas características – disse Oberdan.

– E a varíola, pela sua gravidade e facilidade de transmissão, se encaixa no relato de mortalidade tão elevada a ponto de forçar a suspensão do cerco e a retirada dos cartagineses – acrescentou Ribas.

– Pois então, nos resta agora complementar nossa discussão analisando as consequências históricas dessa epidemia, e que não foram poucas – retomou Oberdan.

– Aliás, são poucos os períodos históricos em que a varíola não aprontou as suas traquinagens – brincou Ribas.

– Verdade – prosseguiu Oberdan. – Mas essa epidemia de Siracusa teve uma importância histórica enorme. Lembre-se de que estamos falando de um acontecimento que antecedeu a Primeira Guerra Púnica em menos de 100 anos. Agora, imaginem se os cartagineses tivessem conseguido conquistar toda a Sicília. Teriam se organizado em terra, com um forte exército de ocupação, e no mar, com bases que poderiam servir tanto para o comércio quanto para garantir o domínio marítimo da região. Se isso tivesse acontecido, lembrando que grande parte das lutas nas Guerras Púnicas ocorreu na Sicília, teriam os romanos derrotado os cartagineses e destruído sua capital? Ou nós seríamos agora descendentes não do Império Romano, mas sim de um Império Cartaginês? E se isso ocorresse, quem sabe quais seriam os rumos que a história teria tomado. E, em consequência, quão diferente poderia ser a nossa civilização atual e nossas vidas em particular?

– Pois tenho um excelente exemplo prático de como isso poderia ter influenciado nosso grupo em particular – falou Jubran, em tom um pouco galhofeiro.

– Pois desembuche, homem – resmungou Ângela – e dê-nos logo esse seu exemplo.

– Fácil. Tem a ver com nossas próprias reuniões.

– E em que sentido, podemos saber? – perguntou Ângela.

– Ora, Ângela, em vez de pizza, estaríamos tendo jantares à base de quibes, esfihas, húmus e tabule. E até que seria uma boa ideia.

A PESTE DOS MARES

– Senhores – disse Oberdan –, vamos dar início à nossa reunião anunciando que o palestrante desta noite, Dr. Jorge, vai nos falar de uma doença que teve grande importância na história da humanidade, mas que não tem causa infecciosa, e sim metabólica.

– É verdade, Dr. Oberdan, minha escolha para hoje foi a chamada "peste dos mares", o escorbuto. No entanto, embora tenha vitimado principalmente marinheiros, ela também ocorreu em ambientes terrestres, como veremos mais adiante.

– Essa doença é um monumento à estupidez humana – interrompeu Ângela. – Espero que você deixe claro que milhões de vidas poderiam ter sido salvas se os donos do poder tivessem sido mais atentos às evidências científicas produzidas já naquela época, ou mesmo às observações dos nativos de várias regiões onde aportavam os navios, que tinham conhecimentos quanto à prevenção da doença.

– É verdade, Ângela, mas talvez isso tenha ocorrido porque os mais atingidos pelo escorbuto tenham sido mesmo os marinheiros, e não os oficiais ou almirantes. Que doença "democrática" é essa sobre a qual a História nos traz informações devastadoras a respeito das tripulações, mas nunca menciona a morte dos comandantes das expedições?

– Calma, Jorge –, pediu Oberdan. Por que você não deixa suas ideias revolucionárias para os comentários finais e inicia sua apresentação respeitando a cronologia dos conhecimentos?

– Cujo início é bem antigo – comentou Jubran. – Os egípcios já descreviam sintomas compatíveis com a doença 1.500 anos antes de Cristo.

– E Hipócrates apresentou as primeiras descrições da doença, e Plínio, no primeiro século depois de Cristo, fez a primeira descrição do escorbuto terrestre – informou Amadeu.

– Senhores, um pouco de ordem – pediu Oberdan. – Jorge, comece pelo início falando sobre a doença e sua causa, mesmo que isso já possa ser do conhecimento de muitos do grupo. Mas será uma boa introdução pela sua importância histórica.

– Certo – concordou Jorge. – Então, vamos lá. Como todos vocês bem sabem, o escorbuto é devido a uma ingestão deficiente de vitamina C. Os sintomas inicias são fraqueza e dores nos membros. Na sua progressão, aparecem gengivite grave e sangramentos cutâneos e nasais. Podem surgir ulcerações da pele e mudanças de comportamento. A gengivite pode levar à cobertura dos dentes ou à queda destes, a alimentação torna-se difícil ou impossível, levando em consequência a uma desnutrição grave. Finalmente, sobrevém a morte, por infecção, sangramento ou até falência de vários órgãos.

– Um espetáculo horrível – interveio Roberval. Vi algumas fotografias de pacientes escorbúticos no museu do hospital Saint Louis, em Paris, e devo confessar que são assustadoras mesmo para médicos experientes como eu.

– Não é à toa que nosso grande Camões o descreveu como o "mal mais horrível que já foi visto" – prosseguiu Jorge. Mas muito antes dele a doença já comparecia em sagas antigas, como as vikings. Aliás, parece que o nome *escorbuto* provém do islandês *skyrbjugr*. Daí teriam derivado as denominações *Sharbock*, em alemão, *scurvy*, em inglês, e *scorbut*, em francês.

– Mas parece que a doença só ganhou maior importância após o início das Grandes Navegações, no século XV. Qual seria a explicação? – perguntou Fúlvia.

– Você mesma acabou de dizê-la, Fúlvia. Grandes navegações! Até então, era muito raro navios ou barcos passarem longos períodos sem desembarcar em terra, onde poderiam refazer seus suprimentos. Mas a partir dessa época, passaram a ser comuns viagens marítimas de três ou quatro meses sem contato com terra firme.

– E aí começou a grande mortalidade pela doença.

– Exato, Fúlvia – continuou Jorge. – E os primeiros a pagar um pesado tributo a ela foram, obviamente, os portugueses e espanhóis, pioneiros nesse tipo de viagens longas. Após analisar numerosas referências, Kerneis de Montes calculou que, entre 1412 e 1640, teriam morrido cerca de 10.000 marinheiros em 956 navios portugueses, o que representaria uma espantosa mortalidade de 50% a 80% da equipagem. Calcula-se que até a descoberta de sua causa e da maneira de preveni-lo, o escorbuto tenha vitimado cerca de 2 milhões de indivíduos.

– Bem, Jorge, creio que não vão lhe faltar exemplos da importância histórica dessa doença – comentou Ribas.

– Tem razão, Ribas – continuou Jorge. O meu problema não foi achar exemplos, mas sim de selecioná-los. Seu número é tão grande que poderia ocupar, não esta noite, mas sim um ano só tratando deste assunto.

– Pois bem, então comece – pediu Fúlvia. – Você já aguçou suficientemente nossa curiosidade.

– Pois não, Fúlvia – respondeu Jorge, corando como sempre que ela lhe dirigia a palavra. Paixão ainda secreta, não conseguia se declarar. Afinal, ele não passava de um médico pobre, com futuro profissional pouco promissor, e não era nem bonito... – Comecemos, pois, pelo século XV, embora possamos mais adiante dar alguns mergulhos no passado mais remoto.

— E, portanto, Colombo — arriscou Fúlvia, que, para um bom observador, também estava levemente corada.

— Não, Fúlvia, a viagem de Colombo ao continente americano em 1492, partindo das Canárias, durou somente 35 dias, com isso escapando da doença. No entanto, cinco anos depois, Vasco da Gama, partindo de Lisboa em sua expedição para a Índia, demorou quatro meses para chegar à costa sudeste da África, perdendo para o escorbuto 100 dos seus 160 tripulantes. Felizmente, o nosso Camões, um dos participantes da expedição, não foi uma das perdas, tendo depois n'*Os Lusíadas* feito uma terrível descrição da doença. O número de mortes só não foi maior porque, ao aportar, adquiriram laranjas frescas, que, após ingeridas, levaram à recuperação dos enfermos em seis dias. Enquanto Vasco da Gama atribuiu o "milagre" ao bom ar do local, a tripulação ficou totalmente convencida do poder curativo das laranjas, passando a exigi-las em futuras viagens aos primeiros sinais de aparecimento do escorbuto.

Em 1519, na viagem de Fernão de Magalhães, morreram 208 dos 230 tripulantes, a maioria por escorbuto. Em 1588, durante a Guerra Anglo-Espanhola, a Armada Invencible chegou às proximidades da costa escocesa com cerca de 3.000 tripulantes doentes, com certeza de escorbuto. Talvez o tifo também tenha colaborado para a desastrosa derrota frente aos ingleses, que, próximos de suas fontes de abastecimento e sem problemas de saúde, conquistaram essa grande vitória.

— Se me permite um aparte, Jorge, creio que não foram apenas os portugueses e os espanhóis a sofrerem com o escorbuto. Parece-me que franceses e holandeses também padeceram com a doença — comentou Ribas.

— Tem razão, Ribas, bastaria citar os terríveis relatos das expedições de James Lancaster, em 1601, e de Samuel Champlain, em 1603. Mas são tantas as ocorrências que prefiro citar alguns casos em que a chamada "peste dos mares" ocorreu em... terra. Um bom exemplo é quando o escorbuto assolou as tropas espanholas na Holanda durante o cerco de Breda. Isso também aconteceu em cidades da atual Alemanha, como Nuremberg e Augsburg, durante a Guerra dos Trinta Anos. E veremos mais adiante que até nos polos a doença fez suas vítimas.

– Pois então – falou Oberdan –, passemos ao tratamento, que, no caso desta doença, surgiu de maneira quase empírica, quase dois séculos antes do conhecimento do ácido ascórbico, nossa hoje popularíssima vitamina C.

– Correto, Dr. Oberdan, foi somente em 1747 que James Lind demonstrou o poder curativo das frutas cítricas. Mas já bem antes disso havia relatos de exploradores que haviam sido orientados por nativos sobre os poderes curativos de uma série de alimentos. Esses conhecimentos foram por eles conquistados só pelo poder de observação.

– Pois é – interveio Ribas novamente. – Nós já deveríamos ter aprendido a nos interessar e nos instruir com informações vindas de povos que, muito antes do método científico, já tinham, por intuição, ou, mais provavelmente, por observação e experiência, feito uso de substâncias de alto poder curativo, as quais só viemos a compreender muitos séculos depois.

– Tem razão, Ribas – comentou Amadeu. – Os canadenses nativos já usaram brotos de rosas como alimento indispensável no seu longo inverno, e só há poucas décadas descobriu-se ser esses brotos ricos em vitaminas A e C.

– E o quinino, então, usado a partir de cascas de árvores no Peru para combater a malária? – comentou Ribas.

– Verdade, Ribas, e mesmo em relação ao escorbuto são disponíveis numerosos exemplos. Na província canadense de Alberta, era costume comer um cozido de folhas de uma árvore de nome Hanneda; só na década de 1950 foi verificado que essas folhas eram riquíssimas em vitamina C. Richard Hawkins, almirante mercante negreiro, divulgou, em 1593, o valor das frutas cítricas. Em 1614, John Woodall publicou um manual para aprendizes de médicos de navios, ressaltando nele a observação da experiência dos marinheiros. Ela evidenciava que a prevenção e a cura do escorbuto estavam em alimentos frescos e frutas cítricas; mas Woodall não conseguiu convencer as sociedades médicas da época... Nada surpreendente se pensarmos que, quase dois séculos depois, a mesma coisa aconteceu com Jenner e sua vacina antivariólica. Aliás, em regra, as assim chamadas elites médicas costumam ter muita relutância em aceitar os progressos científicos em sua área.

– Mas mesmo assim, a ciência progride e suas verdades acabam se impondo, mesmo que isso, às vezes, demore – afirmou Oberdan. – Acredito que isso poderá ser comprovado com a sua próxima explanação, que creio se refere ao famoso estudo do Dr. James Lind.

– Corretíssimo, Dr. Oberdan. Esse escocês foi, entre 1739 e 1748, médico da marinha, em contato constante com o escorbuto. Decidido a pesquisar possíveis tratamentos para a doença, propôs a não levar em conta aquilo que só tinha base teórica e a só aceitar evidências baseadas em experiências e fatos. Assim, em 1747, executou aquela que foi considerada a primeira pesquisa controlada em Medicina. Tomou doze pacientes com sintomas de escorbuto mais similares possíveis, todos marinheiros do HMS Salisbury, e os dividiu em seis grupos de dois. Todos os grupos de dois recebiam a mesma dieta básica, mas foram alocados a seis complementos diferentes, desde vinagre e água do mar até duas laranjas e um limão por dia. Embora o estoque de laranjas e limões só permitisse sua administração por seis dias, nos dois membros desse grupo houve uma notável melhora, não observada em nenhum dos outros.

– Maravilhoso. Esta genial experimentação seguramente foi o marco inicial da pesquisa médica como hoje a conhecemos – comentou Jubran.

– Sim, Jubran, mas, curiosamente, Lind publicou em 1753 o seu *Tratado sobre o escorbuto*, porém dedicou pouco espaço ao seu achado, valorizando ainda a opinião médica predominante de que a doença deveria ter múltiplas causas: indolência, melancolia, água de má qualidade e, principalmente, alta umidade do ar como fatores predisponentes, enquanto a dieta teria um papel secundário.

– Mas, como sempre, a elite médica não valorizou os achados de Lind, e, apesar de os marinheiros e médicos navais terem pleno convencimento do valor curativos das frutas cítricas, não houve, em prazo relativamente longo, nenhuma tomada de medidas no sentido de incluí-las na alimentação dos marinheiros – disse Ângela.

– Tem razão, Ângela. Apesar de Lind ter sido eleito membro da Academia Real da Marinha francesa, em 1776, somente quase um século depois, a partir de 1856, é que seus achados foram finalmente postos em prática pela Marinha francesa. Até lá, o escorbuto continuou a causar um grande número de vítimas. Enquanto isso, ganhou força a teoria de que o malte seria a melhor medicação, principalmente após a viagem de James Cook no HM Bark Endeavour, em tentativa de circum-navegação do mundo, com duração de 1768 a 1771. David McBride e John Pringle sugeriram que o escorbuto poderia resultar de falta de "ar fixado nos tecidos", e que isso poderia ser prevenido bebendo infusões de malte e *wort*, cuja fermentação forneceria esses gases em falta. Nos suprimentos, o malte e o *wort*, planta da cerveja não fermentada, eram os principais destaques. No entanto, Cook seguiu vários dos conselhos de Lind. Entre eles, o principal era o de evitar etapas de mais de quatro meses seguidos no mar, e, quando em terra, fazer provisões de água e nutrientes frescos. Como Cook não perdeu um só homem para o escorbuto, isso veio ressaltar a opinião da importância do malte.

– Mesmo assim, em 1795, a prevenção do escorbuto pelo suco de limão e vegetais frescos tornou-se regular na Marinha inglesa – comentou Ângela.

– Sim, Ângela, e a mortalidade por doença entre seus marinheiros caiu de 1/22 para 1/7. Já outros países, como a França, demoraram mais tempo para perceber a importância dos achados de Lind, sofrendo acachapantes derrotas nos confrontos com os ingleses. Até nas batalhas de Aboukir e Trafalgar, além das indubitáveis vitórias táticas, a saúde dos marinheiros ingleses livres do escorbuto também teve provavelmente um papel importante. Mesmo assim, apesar das inúmeras mortes por escorbuto na campanha de Napoleão no Egito e na Guerra da Crimeia, somente em 1856 os franceses padronizaram a obrigatoriedade do suco de limão em seus navios.

– Mas mesmo tendo tido desde então uma redução notável nos relatos dos malefícios por ele causados, o escorbuto não chegou a desaparecer totalmente – lembrou Oberdan.

– É verdade, Dr. Oberdan, uma série de acidentes e alguns avanços na tecnologia foram os responsáveis por esse período de retrocesso. Um exemplo do primeiro foi a substituição dos limões por limas, mais fáceis de obter nas colônias britânicas do Caribe. Além de seu conteúdo bastante menor em vitamina C, cerca de um quarto, a lima era servida como suco, exposto à luz e ar e atravessando tubos de cobre – tudo isso significativamente reduzindo a riqueza em ácido ascórbico. Em 1918, um experimento em animais com esse suco mostrou a ausência de eficácia antiescorbútica na prática.

– É por isso que, nos livros e filmes sobre guerras envolvendo a Inglaterra até a Segunda Guerra Mundial, os soldados ingleses eram apelidados de "*limeys*" – comentou Roberval.

– Isso, Roberval. E um segundo exemplo, relacionado ao avanço da tecnologia, é a descoberta das bactérias. Ganhou grande popularidade a teoria de que escorbuto seria causado pela ptomaína, produto do metabolismo bacteriano. Isso levou à emergência do escorbuto entre as crianças das classes econômicas mais altas, pois elas passaram a receber leite pasteurizado, que, como vocês sabem, além de destruir bactérias, também inativa a vitamina C.

– E com isso o escorbuto, mesmo que em menor escala, continuou a causar vítimas. Basta ver o tormento e as perdas humanas que ocorreram nas expedições polares, como na britânica para o Ártico, e a tragédia da viagem de Scott na Antártida, na qual ele próprio perdeu a vida. Até que, finalmente, no começo do século XX, chegamos à descoberta da vitamina C – e me parece que a sorte ajudou muito nas pesquisas que permitiram os primeiros passos na sua descoberta – disse Ribas.

– Sorte, sem dúvida, Ribas. Axel Holst e Theodor Frohlich estavam estudando o beribéri e acabaram utilizando em suas pesquisas um modelo animal. Por acaso, escolheram como cobaia o único animal, além do homem e do macaco, incapaz de sintetizar a vitamina C a partir de outros alimentos de sua dieta: o porquinho-da-índia. Recebendo dieta só de grãos, ficavam doentes, não de beribéri e sim de escorbuto.

– Quer dizer que, se tivessem utilizado ratos, a descoberta da vitamina C teria demorado mais – comentou Amadeu.

– Sem dúvida, Amadeu, mas, a partir daí, comprovado ser o escorbuto uma doença por deficiência de algum nutriente, o progresso foi rápido, até que, em 1932, Albert Szent-Györgyi isolou o ácido ascórbico. Norman Hourerth identificou sua estrutura química, ganhando o Prêmio Nobel em 1937, e Tadeus Reichstein desenvolveu um método prático para sua síntese, o que o tornou um homem muito rico. Na atualidade, utiliza-se métodos mais avançados, com um consumo anual mundial de vitamina C de 100 milhões kg.

– Infelizmente, grande parte disso é empregada para situações em que ela não tem qualquer indicação comprovada e em preparados vitamínicos contendo muito mais vitamina C do que o organismo humano é capaz de aproveitar – acrescentou Ângela.

– Certo, Ângela. E, se me permitem uma observação final, para encerrar a reunião quero chamar a atenção para o fato de que a Marinha inglesa tem uma medalha com a efígie de Cook, mas nenhuma com a de Lind – conclui Jorge.

– Um instante, Dr. Oberdan. Antes de irmos embora, queria oferecer a vocês um brinde final com um licor de minha escolha – disse Roberval.

– Mas, Roberval, isso não está fora de nossas regras? –resmungou Ângela.

– Sim, Ângela. Porém, primeiro, quero deixar claro que esse licor é por minha conta. E, em segundo lugar – disse sorrindo Roberval, correndo seu olhar por todo o grupo –, o licor escolhido é um Lemoncello.

AVES DE MAU AGOURO

Oberdan abriu a reunião de uma maneira inusitadamente solene.

– Hoje teremos a satisfação de ouvir Amadeu falando sobre seu grande ídolo, Alexandre, o Grande.

– Belo ídolo. Um cientista que se deixa encantar por quem? Um senhor das guerras! – comentou Jorge.

– Não me surpreende esse comentário vindo de você, é totalmente compatível com seu pacifismo militante. No entanto, Jorge, não devemos ser injustos com Alexandre. Ele, sem dúvida, foi um guerreiro, talvez o maior comandante militar da história, mas não foi só isso, foi muito mais que um homem das armas – disse Amadeu.

– Por exemplo? – perguntou Fúlvia, talvez para impedir que a bronca que Jorge estava recebendo se alastrasse para outros do grupo.

– Bem, Alexandre era um homem culto. Afinal, teve como tutor ninguém menos que Aristóteles. Basta lembrar que um dos seus legados foi a grande biblioteca de Alexandria. Além disso, são muitos os relatos de atos bondosos e compassivos a ele atribuídos, comprovando que não era nenhum Gengis Khan.

– Bondoso e compassivo? – interrompeu Ângela. – Se não me engano, ele mandou matar o próprio médico por ter errado um diagnóstico.

– Isso é só parcialmente verdadeiro – retrucou Amadeu. – É correto que ele mandou matar Glauco, que atendia a ele e ao resto da elite militar que o cercava, mas não foi por erro de diagnóstico. Foi por ter abandonado Hefestion, que Alexandre considerava seu amigo mais querido, pois Glauco achou que, estando este melhor de um quadro abdominal agudo, não haveria mal em deixá-lo ir assistir a uma competição de corrida de quadrigas. O paciente, vendo-se sozinho, exigiu dos servos uma lauta refeição, contrariando a ordem recebida de três dias de jejum. Quando Glauco voltou, Hefestion estava morto no chão. E aí Alexandre, desesperado, mandou executá-lo. Não foi, portanto, por um erro de diagnóstico.

– Creio que devemos voltar ao tema de nossos encontros, como uma determinada doença teve importância na evolução da História – interveio Oberdan. – A discussão sobre as qualidades morais do personagem central pode ser feita em outra hora e em troca de ideias entre os interessados. Mas aqui devemos seguir adiante.

– Tem razão, Dr. Oberdan. Mas antes de falar da morte de Alexandre, preciso fazer um rápido resumo de sua vida até seu adoecimento.

– Vamos lá – resmungou Ângela. – Desde que seja mesmo breve.

– Serei brevíssimo, só um pequeno resumo sobre os 32 anos de vida de Alexandre. Nascido em 10 de junho de 356 a.C. em Pela, na Macedônia, filho de Felipe II da Macedônia e de Olímpia do Épiro, tornou-se rei aos 20 anos, após o assassinato de seu pai. Há suspeitas de que a própria Olímpia tenha sido mandante do crime.

– Ahá, *cherchez la femme* – comentou rindo Roberval.

– Machista – retrucou, brava, Ângela.

– Gente, parem com isso. Caso contrário nunca chegaremos à discussão da doença que vitimou Alexandre – disse Oberdan, sempre pacificador.

– Seguindo, após sua subida ao trono, Alexandre se dedicou à conquista de um império que se estendia da Macedônia aos limites da Índia, incluindo a Grécia e o Império Persa. Se seu exército, exausto, não tivesse se oposto à continuação dessa longa campanha militar, provavelmente teria dominado também a Índia e até ido mais além. Alexandre decidiu, então, marchar para Babilônia para descansar e planejar suas futuras campanhas.

– E aí entram as profecias – comentou Jubran.

– Certo, Jubran. Tanto os profetas caldeus quanto os astrólogos da Babilônia advertiram Alexandre de que sua entrada na cidade poderia lhe trazer desgraça. Mas, ou por não acreditar nas profecias ou por dificuldades logísticas para outras soluções, Alexandre seguiu para Babilônia, à beira do rio Eufrates.

Antes de aprofundar a discussão sobre as causas de seu adoecimento, gostaria de ler este relato de Plutarco sobre sua entrada na cidade: "Quando chegou aos muros da cidade, viu um grande número de corvos voando desorientados, bicando uns aos outros. Alguns caíram mortos na sua frente". Voltaremos a isso mais adiante.

– Caramba, isso acendeu uma luz na minha cabeça – comentou Ribas.

– Tinha certeza que isso ia acontecer, Ribas. Você deve ter lido muito sobre esse assunto nos últimos anos. Mas não vamos estragar a surpresa para os outros, retornaremos a isso na discussão das causas da doença de Alexandre.

– Mas o que têm a ver previsões astrológicas e corvos briguentos com o nosso assunto? – perguntou Fúlvia.

– Já chegaremos lá. Na primavera de 323 a.C., Alexandre estava em Babilônia, com boa saúde. Estava se preparando para levantar acampamento quando subitamente adoeceu. Começou a passar mal no dia 29 de maio, durante jantar com amigos. Surgiu, então, uma febre elevada e contínua, sem qualquer melhora, apesar das frequentes banhos frios, e um cansaço que aumentou progressivamente. Foi ficando cada vez mais fraco, já não conseguia se levantar, e a seguir, nem falar. Seus oficiais, sabendo da gravidade do quadro, pediram para visitá-lo. Ele demonstrou reconhecê-los, mas não conseguiu murmurar sequer uma palavra. Após duas semanas de doença, no dia 10 de junho de 323 a.C., Alexandre faleceu.

– Essa descrição se encaixa perfeitamente num diagnóstico de febre tifoide – disse Ribas.

– Sabia que você ia pensar nisso, Ribas.

– Amadeu, essa é uma suspeita óbvia. Febre tifoide parece ter sido uma doença comum na antiga Babilônia. Febre elevada do tipo contínuo, piora progressiva do estado geral, alterações neurológicas com o avançar da doença e morte ao final da segunda ou terceira semana de evolução são todas características dessa moléstia. Para completar o quadro, só faltaram referências a alterações gastrintestinais e a roséolas cutâneas.

– E por que não malária? – perguntou Fúlvia. Também era frequente nessa região naquele tempo, causa febre alta e delírio e a morte é um desfecho bastante comum.

– Existem algumas evidências contra a malária, Fúlvia – continuou Ribas. O tipo de malária mais frequente naquela região é a causada pelo *Plasmodium vivax*, mas as formas graves e frequentemente mortais da doença estão, em geral, relacionadas com *Plasmodium falciparum*. Além disso, a febre era do tipo contínuo, e nós sabemos que a curva febril da malária é do tipo intermitente.

– Obrigado, Ribas, é ótimo ter um infectologista em nosso grupo. Mas foram levantadas outras hipóteses para a morte de Alexandre não relacionadas com doenças infecciosas – seguiu Amadeu.

– Se não me engano, muitos estudiosos sugeriram a hipótese de envenenamento – comentou Roberval.

– Correto, Roberval. Foram levantadas as possibilidades de estricnina e de arsênico, mas o quadro clínico não bate. Além disso, eles costumam levar à morte mais rapidamente, em horas ou poucos dias. Se ocorreu envenenamento, a hipótese mais difundida entre as toxicologistas é a de ingestão de helebore branco, planta bastante comum na Europa, cujo nome científico é *Veratrum album*. Sua toxina causa inicialmente dor abdominal, que Alexandre parece ter tido no banquete que antecedeu seu adoecimento, e a seguir fraqueza muscular progressiva, batimentos cardíacos lentos, porém com consciência mantida até a morte – disse Amadeu.

– Mas esse tipo de envenenamento não explicaria o quadro febril prolongado – protestou Ângela.

Oberdan deu um sorriso e, dirigindo-se ao grupo, levantou uma suposição.

– Creio que Amadeu apresentou todas essas hipóteses como um aperitivo, mas guardou na manga, para um *gran finale*, a doença que ele verdadeiramente acredita ter sido a vilã da história.

– Certo como sempre, Dr. Oberdan. Agora chegou a hora de apresentarmos a candidata a vilã que só recentemente ganhou popularidade, e por motivo que ficará óbvio a seguir.

– Ahá, pelo visto, nosso amigo Amadeu andou assistindo muitos filmes de Hitchcock e decidiu trazer o elemento suspense para nossas reuniões – brincou Jubran.

– Até que gostaria de ter tempo para ir mais vezes ao cinema, e com certeza Hitchcock é um dos meus diretores favoritos. Mas a hipótese que vou apresentar por último é simplesmente a mais recente, só tendo sido levantada há mais de uma década.

– Então vamos lá, Amadeu – exigiu Fúlvia. – Apresente logo essa doença que nenhum de nós suspeitou e mate nossa curiosidade.

– Seu pedido é uma ordem, Fúlvia, e será prontamente obedecida. A hipótese que vou apresentar a seguir se chama "febre do oeste do Nilo".

– Epa! Essa me pegou de surpresa. Meus conhecimentos sobre essa doença são mínimos, só o pouco que li quando houve uma pequena epidemia nos Estados Unidos, se não me engano em Nova York – disse Fúlvia.

– Não se preocupe, Fúlvia – acudiu galantemente Jorge. – Acho que todos nós estamos em uma situação igual à sua, provavelmente com exceção do Ribas.

– De fato – disse Ribas, sorrindo. – Conheço um pouco sobre essa doença e já li vários trabalhos recentes sobre ela e sua possível relação com a morte de Alexandre. Mas prefiro deixar Amadeu continuar e apresentar sua explanação, que pelo visto, para muitos será praticamente uma introdução a essa virose.

– Bem, o Ribas já falou que se trata de uma virose – prosseguiu Amadeu. – De fato, seu agente é um flavivirus, parente dos vírus da dengue e da febre amarela. É transmitida pela picada de insetos, que se contaminam ao picar pássaros infectados. Ao picar seres humanos, transmitem-lhes o vírus que então se multiplica e pode atingir o sistema nervoso central, causando doença grave, muitas vezes fatal.

– Mas é uma doença muito recente, se não me engano descrita já no século XX, certo? – perguntou Jubran.

– Se você se refere ao reconhecimento do vírus, sim, é relativamente recente. Foi isolado pela primeira vez de um paciente febril em 1937, na Uganda. Mas, já em 1940, ocorreu um surto em soldados na Palestina, onde voltou a causar doença humana em Israel no ano 2000, com mais de 400 casos e com características muitos graves. Além da febre, verificaram-se alterações da consciência e mortalidade não desprezível, ocorrendo em um em cada sete indivíduos internados.

– Mas o impacto maior ocorreu quando de sua introdução nos Estados Unidos, não foi? – perguntou Ribas.

– Sim, Ribas, isso aconteceu recentemente, em 1999, e em 2002, foram relatados mais de 4 mil casos, também frequentemente com paralisia flácida e encefalite. Porém, antes do primeiro caso humano, o vírus foi encontrado em aves, tanto selvagens quanto de cativeiro, no zoológico do Bronx. Os pássaros doentes apresentavam postura anormal de cabeça e pescoço, desorientação, alterações visuais e frequente evolução para a morte.

– Como você relatou que ocorreu na entrada de Alexandre na Babilônia! – disse Jorge.

– Exato, Jorge. E mais essa observação interessante do surto americano: a mortalidade foi muito maior em aves do Novo Mundo que na Europa e Ásia, sugerindo que estas últimas poderiam ter certa imunidade inata por convivência antiga com o vírus. No Iraque, onde se situava a antiga Babilônia, se encontram muitas espécies de mosquitos implicados na transmissão da doença, principalmente culicídeos, grupo principal responsável pelos casos americanos e israelenses.

– E quanto ao tipo de pássaros afetados? – perguntou Ângela.

– Na epidemia americana, foram principalmente corvídeos. No Iraque, também são encontrados pássaros desse grupo, muito similares aos americanos. E, assim como nos Estados Unidos, atribuiu-se a introdução da doença à chegada de pássaros infectados vindos do Velho Mundo – algo desse tipo pode muito bem ter ocorrido na Babilônia alguns séculos antes de Cristo.

– Mas Alexandre morreu em maio, no meio da primavera. No entanto, as epidemias descritas da doença sempre ocorreram no verão – comentou Ribas.

– Bem observado, Ribas. Mas acredita-se ser possível que, naquela época, a Babilônia tivesse uma temperatura média na primavera um pouco mais alta que a do Iraque atual.

– Ótimo, Amadeu, sua apresentação foi extremamente convincente. Pássaros que começam a apresentar comportamento anormal, a seguir caindo mortos, na sequência doença humana caracterizada por febre alta e prolongada, com paralisia flácida e encefalite, causando alteração da consciência, tudo isso se encaixa perfeitamente na descrição da morte de Alexandre – disse Ribas, muito excitado.

– E, além disso, num ambiente em que provavelmente estavam presentes tanto o mosquito transmissor quanto o tipo de pássaro mais suscetível a infecção – comentou Fúlvia.

– Isso mesmo, Fúlvia.

– Se foi isso mesmo o que ocorreu – disse Oberdan, com um sorriso meio maroto –, há mais uma conclusão que se impõe.

– E qual seria, Dr. Oberdan? – perguntou Jubran.

– Que os oráculos estavam certos.

Todos se entreolharam com um ar meio de surpresa. Seu devaneio foi interrompido por Jorge.

– Espera aí, Amadeu, você nos falou muito bem sobre a morte do seu ídolo, mas algo ficou faltando.

– Diga o que é, Jorge. Espero poder tapar a lacuna.

– Você não nos disse qual foi a repercussão histórica da morte de Alexandre.

– Perdão, Jorge, tem razão. Essa morte teve grande influência na história dessa época, e mesmo dos séculos seguintes. Pois, com o desaparecimento de Alexandre, seus generais, Ptolomeu, Seleuco e Perdicas, antes tão amigos, começaram a lutar entre si. Com o resultado, o enorme império, que ia da Macedônia ao Himalaia, se fragmentou, e, em pouco tempo, se desfez, resultando em vários Estados governados pelos generais herdeiros.

– E onde fica o túmulo de Alexandre? – perguntou Fúlvia. – Devia ser um importante centro de peregrinação.

– Devia, se se soubesse onde está. Acredita-se que, dois anos após sua morte, o corpo de Alexandre foi posto numa carreta funerária a caminho da Macedônia. Porém, ela teria sido desviada por Ptolomeu para o Egito, e o corpo enterrado em Memphis, e, posteriormente, transferido para Alexandria. Séculos depois, já não havia certeza quanto ao local onde estavam os restos mortais de Alexandre. Uma das versões é que estariam numa cripta embaixo de uma igreja cristã.

– Muito interessante, Amadeu, gostei de quase tudo nesta reunião, fazendo exceção ao vinho que nos serviram, que achei ter um gosto meio esquisito – comentou Jorge.

– Pois essa é uma das características dos vinhos gregos, Jorge – falou Roberval com ar professoral. – Pelo seu conteúdo em retsina, revelam no aroma e no paladar notas de química e de madeira, as quais tornam seu gosto menos fácil de apreciar. Ou você ama ou não gosta.

– Pois eu prefiro o meu simples Sangue de Boi – resmungou Jorge.

E com os risos que acompanharam esse comentário, encerrou-se mais esta reunião.

A PRAGA DE JUSTINIANO

– Senhores, hoje Jubran vai nos falar de uma das maiores epidemias da história da humanidade, a grande Praga de Justiniano. Vamos lá, Jubran, estamos todos ansiosos para que você nos ilustre sobre esse assunto fascinante.

– É verdade, Dr. Oberdan. Tenho certeza de que poucas epidemias tiveram tanta influência sobre a história mundial quanto esta.

– Mas o período de Justiniano não foi de grande prosperidade? –perguntou Roberval.

– Sem dúvida. Como vocês sabem, Justiniano I foi imperador do Império Romano do Oriente, conhecido como Bizâncio, entre 527 e 565 da era cristã. Conseguiu reunificar o Império Romano do Oriente ao do Ocidente e seu governo foi um período de bastante prosperidade até que...

– Até que apareceu a peste bubônica – interrompeu Ângela. – Mas creio que ela não começou em Constantinopla.

– Tem razão, Ângela. Acredita-se que o agente causador da doença, a bactéria *Yersinia pestis*, tenha se originado na China e no noroeste da Índia. De lá, teria sido levada para a África e no Egito, na região de Pelúsio, se daria o berço da epidemia, ao redor do ano 540. Depois, teria alcançado Alexandria e se expandido pelo Egito, atingindo a seguir a Palestina, de onde se espalhou, chegando a Bizâncio em seu segundo ano.

– E como ocorreu uma disseminação tão rápida numa época de transportes tão precários? – perguntou Jorge.

– Creio que posso colaborar para esclarecer sua dúvida, Jorge – respondeu Ribas. – Como sabemos hoje em dia, a transmissão da doença é feita pelo rato. Sabemos, também, que o norte da África era a principal fonte de grãos para Constantinopla; nos navios carregados, vinham junto os ratos e suas pulgas, cuja picada transmitia a bactéria causadora da peste. Constantinopla, com suas frentes para os mares Negro e Egeu, tinha uma localização que favoreceu sua grande importância comercial, como centro de rotas provindas da China, Oriente Médio e norte da África. Esse esplendor comercial trouxe como efeito colateral o incremento de ratos e a chegada dos animais infectados pela *Yersinia pestis*, as pulgas que eles carregavam e, finalmente, a epidemia.

– Certo, Ribas – continuou Jubran. – Em Constantinopla, a peste durou quatro meses, segundo um historiador da época, Procópio de Cesareia. Como ocorre na maioria das epidemias, no começo houve poucas mortes – depois, cerca de 10 mil por dia. A praga se espalhou pelo Mediterrâneo para toda a Europa, onde persistiu por mais 200 anos. Calcula-se que matou quase metade dos habitantes europeus. Numa época em que a população mundial era de cerca de 300 milhões de pessoas, pereceram mais de 100 milhões.

– Depois, a peste praticamente desapareceu, ressurgindo apenas no século XIV. Como seguramente não houve grande melhora das condições sanitárias da população, como explicar esse longo período de silêncio? – perguntou Amadeu.

– Veremos isso mais adiante – respondeu Jubran. – Antes disso, vamos discutir qual teria sido o tipo de peste, já que vocês sabem que ela pode ter diferentes formas clínicas. E aqui vou me socorrer, mais uma vez, da ajuda de Procópio, que descreveu a doença de maneira bastante detalhada. Vou ler para vocês um resumo do que ele escreveu a respeito: "O quadro começava com uma febre súbita. Em alguns, logo no começo, e, em outros, após alguns dias, aparecia um bubão, a seguir vários. Estes inicialmente surgiam na região inguinal e axilar, a seguir atrás das orelhas ou em qualquer outra parte do corpo. Alguns doentes entravam em coma, outros se tornavam delirantes. Após a gangrena dos inchaços, sobrevinha a morte. Em outros casos, surgiam lesões negras na pele, prenúncio seguro de morte breve. Em outros, o final era desencadeado por vômitos de sangue".

– Creio que essa descrição não deixa margem a dúvidas – comentou Ribas. – Obviamente tratava-se de peste bubônica.

– Também acho – continuou Jubran. Embora alguns autores achem que as pequenas lesões hemorrágicas possam indicar uma associação de varíola à peste, não há dados que sustentem essa hipótese. A peste bubônica por si explica tudo, já que as hemorragias são parte integrante do quadro clínico das formas graves da doença.

– E a comprovação científica dessa hipótese foi possível? – perguntou Ângela.

– Sim, recentemente. Há muito tempo, os estudiosos da doença acreditavam que a Praga de Justiniano foi causada pelo mesmo agente da epidemia da chamada peste negra, que afetou a Europa 800 anos depois. Mas só em 2014 veio a confirmação de que essa suspeita era correta.

– E como foi possível isso, após 16 séculos? – espantou-se Roberval.

– Graças aos enormes progressos que a moderna Biologia Molecular trouxe às análises paleopatológicas – explicou Jubran –, cientistas encontraram na Baváría, enterrados no cemitério de Aschheim, 19 esqueletos do século VI que se suspeitava haviam morrido pela Praga de Justiniano. Conseguiram isolar fragmentos de DNA de um dente em um esqueleto, extraíram dele o código genético da *Yersinia pestis* e o compararam com uma centena de genomas disponíveis da bactéria.

– E eram idênticos? – perguntou Jorge.

– Não – esclareceu Jubran. – As análises demonstraram que a cepa da Praga de Justiniano era diferente das que causaram a epidemia de peste negra e as que aconteceram nos séculos seguintes. Elas ainda circulam entre nós, embora o advento de antibióticos com grande ação sobre a bactéria tenham afastado, na atualidade, o risco de novas epidemias de peste.

– Isso talvez explique por que houve uma tão longa latência até nova epidemia de peste no século XIV. Provavelmente, houve o aparecimento de certo grau de resistência à bactéria e novas epidemias da doença só vieram a ocorrer com mutações, dela que deram origem a novas cepas, para as quais a população da época era sensível – comentou Fúlvia.

– Mas quando voltou, voltou com tudo – comentou Ribas. – Pelo que recordo, a epidemia de peste bubônica, que assolou a Europa nos anos de 1348 e 1349, teve mortalidade elevadíssima. Calcula-se que teria matado cerca de 200 milhões de europeus.

– Sim – concordou Jubran. – Foi chamado de peste negra devido às manchas escuras que surgiam na pele dos doentes. É considerada o ponto de partida da chamada Segunda Pandemia, em que a peste bubônica e a peste pneumônica se alternaram, ou, às vezes, até se juntaram, para causar epidemias da doença até o ano de 1750.

– Mas a epidemia mais marcante desse período foi a Grande Peste de Londres, não foi? – perguntou Ângela.

– Sim, embora tenha tido proporções menores que a epidemia do século XIV, também foi devastadora. Acredita-se que, nos 18 meses que durou, teria matado ao redor de 100 mil habitantes da cidade, ou seja, quase um quarto de sua população. Mas o nome de Grande Peste talvez se deva ao fato de ter sido a última grande epidemia de peste a afetar Londres.

– E nós, médicos, não fizemos um papel muito bonito na ocasião – disse sorrindo Jorge. – Parece que a maioria deixou a cidade assim que se constatou a epidemia, só retornando após seu fim. Aliás, foram muito mal recebidos pela população, que chegou a apedrejar suas carruagens. Li muito sobre isso no excelente livro de Daniel Defoe, *Um diário do ano da peste*, um verdadeiro exemplo de jornalismo.

– Sinto decepcioná-lo, Jorge, mas você está enganado, assim como tantos outros o foram até que cotejaram as datas do nascimento de Defoe, da epidemia e da publicação do livro. E aí verificaram que o escritor, na época da epidemia, tinha poucos anos de idade, já que nasceu em 1660. Sem tirar os méritos do grande autor de *Robinson Crusoé*, que descreveu com carinho e compaixão o sofrimento da população e seu temor frente à morte à espreita naqueles terríveis 18 meses da epidemia, é preciso deixar claro que seu livro foi escrito somente décadas depois e que, portanto, é totalmente ficcional.

– Mas lembro-me de ter lido que a epidemia teve seu final acelerado pelo grande incêndio de Londres de 1666 – comentou Amadeu.

– É verdade, Amadeu, mas quando o incêndio ocorreu, a epidemia já estava perdendo intensidade – respondeu Jubran. – Inclusive porque os casos nessa ocasião eram predominantemente da periferia da cidade e o incêndio destruiu o seu centro.

– Aqui, novamente, entrou em ação a Paleopatologia – lembrou Fúlvia. – Foram publicados recentemente os resultados da pesquisa de DNA de bactérias encontradas em uma grande fossa coletiva de mortos na epidemia, a qual veio à luz em trabalhos de escavação em Liverpool Street. E confirmou-se ser o agente encontrado a *Yersinia pestis*.

– Interessantíssimo – interveio o Dr. Oberdan. – Mas, frente ao adiantado da hora, devo pedir que voltemos ao nosso tema inicial, já que ainda falta a análise de importância histórica que a Praga de Justiniano teve na época e nos séculos seguintes.

– Pois essa importância foi enorme, Dr. Oberdan – respondeu Jubran. – Como é sabido, o início do governo de Justiniano foi de bastante êxito. Conseguiu reunificar o Império Romano do

Ocidente com o do Oriente, edificou imponentes construções, das quais a principal, que nos maravilha até hoje, foi a Basílica de Santa Sofia...

– Hoje chamada de Hagia Sofia, um templo para a sabedoria. Fiquei impressionado pela sua beleza quando visitei Istambul – comentou Oberdan.

– Como ficam todos que a veem, Dr. Oberdan. Mas essa riqueza toda foi rapidamente destruída com a epidemia de peste, não só pelas elevadas perdas humanas. Cidades foram abandonadas, a agricultura praticamente cessou, a fome e o pânico se espalharam. Não havia mais lugar para os mortos nos cemitérios, foram escavadas valas que logo se revelaram insuficientes, e o mar foi o destino de muitos dos cadáveres.

– Isso tudo num período em que o Império do Oriente sofria várias ameaças militares – disse Ribas.

– Exato, Ribas. Os lombardos atacaram o norte da Itália, os árabes invadiram o norte da África e o Oriente Médio. Persistia a luta contra os persas, godos e vândalos. E, além disso, ocorreram também revoltas internas. Com tudo isso, as estruturas do Império ruíram tanto militarmente quanto econômica e administrativamente. E isso afetou decisivamente o panorama político da época e dos séculos seguintes.

– Podemos supor – disse Ângela – que se não tivesse havido a Praga de Justiniano, não haveria uma região no norte da Itália chamada Lombardia.

– Com certeza, e é possível imaginar que o islamismo poderia ter se concentrado numa pequena área, sem ter a extensão e a influência que tem no mundo atual – disse Jubran, encerrando sua apresentação.

– Para ver a importância que uma pequena pulga pode ter no molde de nossas existências – brincou o Dr. Oberdan, fechando a reunião.

INTERRUPÇÃO INESPERADA

O jantar transcorreu animado, com a expectativa da primeira palestra sobre um tópico brasileiro, já que Fúlvia tinha aceitado o desafio de fazer uma apresentação sobre a doença que atormentou e vitimou o maior gênio da arte mineira do século XVIII: Antônio Francisco Lisboa, apelidado de "Aleijadinho". Somente os mais observadores notaram que o geralmente falador Jorge estava muito quieto naquela noite, e até um pouco pálido. Talvez estivesse incubando alguma coisa. Como sempre, Dr. Oberdan se levantou ao final da refeição para introduzir o tema e o palestrante, quando, para surpresa de todos, foi interrompido por Jorge, que abruptamente levantou-se e tomou a palavra.

– Caros amigos, peço perdão se rompo o nosso protocolo, mas antes do início da apresentação da Fúlvia, tenho um comunicado a fazer. – O aspecto de Jorge e a solenidade de suas palavras silenciaram o grupo, que percebeu que alguma coisa séria estava para acontecer.

– Queridos amigos, esta nossa reunião sempre representou para mim a melhor noite do mês, tanto pelo seu lado cultural quanto pelo prazer de nossa camaradagem. Por isso, é com muita tristeza que venho informá-los de minha retirada do grupo. Não tenho mais condições de manter este maravilhoso convívio.

Dr. Oberdan, recuperando-se do choque, sentiu que sua liderança exigia dele uma manifestação em nome de todo o grupo:

– Jorge, tenho certeza que você deve ter um motivo sério para essa sua decisão. Mas diga-nos se há algo que possamos fazer para ajudá-lo e, assim, talvez nos seja permitido continuar desfrutando de sua companhia, tão preciosa para todos. Sem querer ser intrometido, mas com boas intenções, pergunto-lhe do que se trata. Doença? Problema financeiro?

– Obrigado, Dr. Oberdan, sei bem da amizade que une esse grupo, mesmo com participantes tão diferentes um do outro. Mas não se trata de nada que vocês possam ajudar.

– Pois, fale, homem, não nos deixe desta maneira! – disse Jubran.

Após uma longa pausa e um suspiro profundo, Jorge continuou:

– Está certo, Jubran, creio que devo a vocês uma explicação. Ela é extremamente embaraçosa para mim, talvez também para mais algum dos presentes, mas creio que, como homem adulto e que tenta ser maduro, eu devo isso a vocês.

Ficou ainda mais pálido, tomou um gole de água e prosseguiu:

– Como já foi dito, existe um profundo sentimento de estima entre nós, mas às vezes esse sentimento se transforma em outro diferente, e de uma maneira incontrolável pela educação, pela lógica, pelo bom senso. E foi isso que ocorreu comigo.

– Explique-se melhor, Jorge, está difícil para nós entendê-lo – disse Roberval.

– Tem razão, Roberval, vou tentar ser o mais claro possível – fez nova pausa, novo gole de água. – Talvez alguns de vocês tenham notado, mas a companhia de Fúlvia mexe comigo de uma maneira especial. Tentei convencer-me de que era só uma sensação minha, já que era a primeira vez em minha vida que isso ocorria, mas não adiantou. A cada reencontro, fui me apaixonando cada vez mais por ela, e hoje em dia ela toma todos os meus pensamentos, mesmo quando não estamos juntos. E aí surge a obrigação de um homem adulto fazer uma avaliação despojada da situação. E minhas conclusões me parecem bastante óbvias. Quem é a Fúlvia? Uma jovem médica, linda, talentosa, com um enorme futuro profissional à frente. E quem é o Jorge? Um pobre médico da linha de frente, que mora na periferia, que nunca vai ter outros títulos universitários e que nem bonito é. Seria muita pretensão, portanto, de minha parte aspirar a ter meu sentimento correspondido. Por outro lado, será muito doloroso alimentar meu sofrimento em cada um de nossos encontros. A atitude mais correta que posso tomar, nessas circunstâncias, é agradecer a todos vocês pela nossa amizade e pelo muito que aprendi neste nosso convívio e me retirar sem causar maiores constrangimentos.

E fazendo um cumprimento com a cabeça para todo o grupo, Jorge levantou-se e caminhou lentamente em direção à saída. Mas na metade do caminho foi interrompido por uma ordem imperiosa:

– Pare aí, Jorge. Já que você estragou a minha apresentação desta noite, exijo que você volte a sentar-se e ouça com atenção o que tenho a dizer.

– Perdão, Fúlvia, não queria...

– Chega, você já falou bastante, agora é minha vez. Em primeiro lugar, que julgamento você faz da minha pessoa se acha que a situação financeira é fator importante na minha escolha de um companheiro para minha vida? E você acha que eu me comovo muito com títulos universitários? Que eu estou atrás de um professor titular com especialização em Harvard? Não percebe que para mim impressiona muito mais a humildade com que você exerce nossa profissão, a sua dedicação ao bem-estar das pessoas menos privilegiadas, o seu desinteresse pelo retorno financeiro de seu trabalho?

– Mas, mas...

– Não acabei! E você acha que sou tão superficial a ponto de escolher um companheiro pela sua beleza física? E se fosse assim? Você não sabe que quem ama o feio bonito lhe parece?

– Mas então...

– Então você, com tanto sentimento pelos outros, é incapaz de perceber o sentimento dos outros por você?

– Mas você quer dizer que...

– É exatamente isso que quero dizer. E se fiz a bobagem de me apaixonar por um tolo, vou ter que conviver com isso.

Sem conseguir se conter mais, Jorge correu até Fúlvia e estreitou-a num abraço de tirar o fôlego. E seu corpo começou a sacudir-se com soluços igualmente fortes, após alguns instantes acompanhados pelos soluços de Fúlvia, que acariciou seu rosto enquanto o chamava de tolinho, bobinho e outros substantivos similares. Aparentemente, alguém soltou um vírus contagioso naquela sala, pois em minutos todos os membros do grupo estavam se assoando e enxugando os olhos. Até Ângela se permitiu uma lágrima (mas somente uma!), e todos ficaram se olhando sem saber o que fazer ou dizer. Até que Roberval quebrou o silêncio.

– Creio que posso tomar a liberdade de levantar um brinde, mesmo que de água, ao novo casal que nasceu entre nós. Viva Jorge! Viva Fúlvia!

– Viva! – gritaram todos. E Dr. Oberdan:

– Pelo visto, e com muita felicidade, nossa reunião se desviou do objetivo original. Mas fica o tema para nosso próximo encontro, agora com a certeza da presença de todo o grupo!

O ALEIJADINHO

– Bem – disse Oberdan –, depois que o susto que o Jorge nos deu no início da reunião passada se transformou numa grande alegria para todo nosso grupo, creio que hoje estamos ansiosos para ouvir a apresentação que Fúlvia havia preparado para nosso último encontro. Mas antes de iniciarmos essa parte, cedo a palavra ao Jorge, que solicitou um minutinho de nossa atenção para um aviso que quer nos dar.

– Obrigado, Dr. Oberdan. É para solicitar que todos se preparem para um encontro extra no sábado após o nosso rotineiro do mês que vem.

– Encontro aos sábados – resmungou Ângela. – Que novidade é essa?

– A novidade é que nesse dia Fúlvia e eu vamos nos casar. E queremos que vocês todos sejam nossos padrinhos. Imaginem só, um casamento com seis padrinhos!

– Você quer dizer cinco padrinhos e uma madrinha – interrompeu brava Ângela.

– Tem razão, Ângela, com o tempo a Fúlvia vai corrigir esse meu viés machista – riu Jorge.

– Creio poder exprimir o sentimento do grupo ao dizer que estamos profundamente honrados – falou solenemente Oberdan. – E onde vai ser a cerimônia?

– Agora a palavra é minha, e vou responder contando a vocês um segredo que o Jorge manteve em relação ao grupo durante todo esse nosso tempo de convivência. Pois saibam que ele mantém, apesar do baixo salário que o governo lhe paga, um centro de lazer para as crianças pobres de seu bairro. Coisa simples, uma pequena biblioteca com livros infantojuvenis e uma quadra poliesportiva.

– Que ele nunca nos contou por causa de sua notável humildade – disse admirado Ribas.

– Exatamente, Ribas, mas agora ele quer fazer nosso casamento justamente lá, cercado pela sua comunidade. Como veem, será coisa bem simples, nada formal.

– Pois adoramos a ideia – disse Jubran. – E depois, onde será a lua de mel?

– Vamos para o Chile. Uma semana no deserto de Atacama e mais alguns dias no sul, na Região dos Lagos. Sempre sonhei visitar esses lugares, que conheço só pelas propagandas feitas nas revistas médicas pelas agências de turismo.

– Uau! – exclamou Ângela. – Andou chovendo dinheiro na vossa horta, pelo visto.

– Não, Ângela, isso só se tornou possível graças à generosidade de um amigo. Pois sabendo desse meu desejo em conversa que tivemos num dos nossos jantares, Roberval nos ofereceu sua milhagem para permitir nosso voo, que senão estaria fora de nosso alcance.

– Bela atitude, Roberval – comentou Amadeu. – Muito generoso de sua parte.

Roberval ficou vermelho e sem graça.

– Para a viagem que pretendo fazer, não preciso de muita milhagem – disse Roberval.

– E para onde você vai? – perguntou Ângela.

– Para o Nordeste. Com essa epidemia de zika causando tantos danos oculares em crianças, um oftalmologista pode ser de grande utilidade. Assim, combinei com uma universidade recifense de passar um mês em seu hospital-escola atendendo e dando aulas.

– E não vai ficar com saudades dos seus carros? – perguntou Ângela com voz maliciosa.

– Meu carro. Não tive coragem de me desfazer da Ferrari. Mas o Porsche já não é meu.

– Vendeu?

– Não. Doei para a AAHF. Vocês sabem, a associação de apoio aos hansenianos e familiares... Vão rifar o carro para arrecadar fundos.

– Nossa. De surpresa em surpresa – exclamou Ângela, de olhos arregalados.

– Pois é, Ângela, eu sei que o grupo me vê como o protótipo do médico financeiramente bem-sucedido e esnobe nos seus gostos. E acho que eu era assim mesmo. Mas creio que o convívio com vocês me fez mal e me tornou um pouco sentimental – riu Roberval.

– Amigos, vamos parar com essa conversa antes que tenhamos novamente que sacar do bolso os lenços, como aconteceu na última reunião. E não vamos roubar o tempo da Fúlvia, para que ela não tenha que se apressar na sua exposição, pela qual, com certeza, estamos todos muito ansiosos – disse Oberdan.

– Obrigado, Dr. Oberdan. Sinto-me honrada em ser a primeira a tratar sobre um assunto de nossa terra e sobre um personagem que, apesar de não ter modificado o aspecto político do mundo da sua época, certamente influenciou sobremaneira a arte brasileira do seu tempo, deixando-nos um legado que moldou, e muito, o trabalho dos escultores que lhe sucederam. Vou tentar colocar mais um tijolo de esclarecimento na discussão quanto à natureza da doença que o martirizou até a sua morte, mas não o impediu de se tornar um gigante de nossas artes.

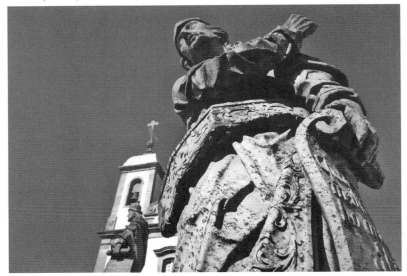

Profetas de Aleijadinho em Congonhas do Campo (MG).

– Quanto aos méritos artísticos do Aleijadinho, não me parece haver discussão possível. Mas sempre achei que também não há dúvidas quanto à doença que tanto o maltratou, e que não seria outra senão o mal de Hansen – disse Ribas.

– Hipótese forte até hoje, Ribas, mas não unanimemente aceita. Você verá que mais recentemente surgiram estudos que apontam em outra direção. Mas, por uma questão didática, e como já solicitado em reuniões anteriores, vamos começar pelo começo.

– Ou seja, pelo seu nascimento – comentou Jubran.

– Exato, Jubran. Acredita-se que tenha nascido em 1738, já que em sua certidão de óbito, de 1814, consta a idade de 76 anos. Filho natural de um mestre de obras português e de uma escrava africana, Antônio Francisco Lisboa foi, por ocasião de seu batismo, em 29 de agosto de 1738, na então Vila Rica, hoje Ouro Preto, alforriado por seu pai e senhor. Aprendiz nas artes de seu próprio pai, estudou em seminário franciscano e iniciou seus trabalhos como assistente de seu pai e de seu tio. A partir de 1752, passou a desenvolver seus trabalhos originais. E daí para frente criou sua maravilhosa obra, que vocês todos conhecem. Mas o assunto de nossa reunião de hoje não é sua arte, mas sim sua doença.

– Se não me engano, existem pouquíssimos documentos a esse respeito – disse Amadeu.

– Verdade, Amadeu, quase tudo que hoje sabemos vem de uma biografia escrita 44 anos após a morte de Aleijadinho por Rodrigo José Ferreira Bretas, que publicou seu trabalho em 1858 no *Diário de Minas Gerais*. Seguiram-se outras publicações, relatos de duvidoso rigor, até que, já no século XX, surgiram tentativas de médicos de especialidades diversas de tirar deduções sobre a doença do artista a partir das poucas informações disponíveis sobre o assunto.

– Se não me engano, as primeiras manifestações de sua patologia surgiram quando ele já era homem adulto – disse Amadeu.

– Sim, parece que ele foi um jovem alegre e frequentador de festas populares, até que, em 1777, aos 39 anos de idade, surgiram os primeiros sintomas graves de sua enfermidade, que o tornaram um indivíduo arredio e irritadiço, procurando a partir daí levar vida de isolamento.

– Mas continuou a trabalhar intensamente, não é verdade? – perguntou Amadeu.

– Correto! Não interrompeu suas atividades artísticas, mas, considerando seu aspecto repulsivo, passou a sair de casa para passeios pela cidade só durante a noite, evitando ser visto pelos seus conterrâneos. Passou até a trabalhar preferencialmente após o pôr do sol, quando já estava escuro, e em espaços fechados por toldos que dificultavam a visão do artista pelos que lá circulavam.

– Coitado – compungiu-se Jorge –, deve ter sofrido muito.

— Pela descrição de Bretas — prosseguiu Fúlvia —, sem dúvida. Ele relata, em sua biografia, que Aleijadinho perdeu todos os dedos dos pés, o que o obrigou por um tempo a andar de joelhos, e depois a ser carregado por escravos. Os dedos das mãos teriam se curvado e atrofiado, chegando mesmo a cair, até que lhe restaram somente os polegares e indicadores, e mesmo esses quase sem movimento. Pelas fortíssimas dores que sentia nas mãos, teria ele mesmo cortado fora alguns de seus dedos com seu formão de trabalho. Perdeu quase todos os dentes. As pálpebras inflamaram-se, oferecendo à vista sua parte interior. Sua boca entortou-se, e com a queda do lábio inferior, passou a conferir-lhe um ar de ferocidade.

— Se bem me lembro, foi sua nora a única a cuidar dele em seus últimos anos de vida — comentou Roberval.

— Sim, Roberval, chamava-se Joana, e segundo Bretas, ela teria relatado que seu triste fim foi sobre um estrado de tábuas, com um dos lados horrivelmente chagado...

— Provavelmente uma escara de decúbito — disse Roberval.

— Com certeza, Roberval. E ela contou a Bretas que, nos seus últimos dois anos de vida, ele implorava constantemente a Cristo para que lhe trouxesse a morte que iria livrá-lo de tanto sofrimento.

— Mas existem também relatos discordantes do de Bretas. Saint-Hilaire, por exemplo, referiu que suas mãos foram preservadas, embora paralisadas — lembrou Roberval.

— E não foi realizada autópsia? — perguntou Jubran

— Aleijadinho foi sepultado na Matriz de Antônio Dias, na sua Ouro Preto, em 1814, e foi exumado para exames somente em 1930. O estado de decomposição do seu corpo, inclusive dos ossos, impediu qualquer conclusão diagnóstica. E então, temos o campo aberto para nossa discussão. Mas creio que devemos começar pela hipótese mais conhecida, o mal de Hansen — sugeriu Oberdan.

– Sim – prosseguiu Fúlvia –, essa foi a hipótese predominante até a metade do século XX. No entanto, esse diagnóstico nunca foi relatado pelos que conviveram com o artista. Ele também não chegou a ser colocado em qualquer tipo de isolamento social nas chamadas gafarias, que eram na época o destino de todos os hansenianos. Chegou a ser eleito juiz da Irmandade do Patriarca de São José aos 57 anos e conviveu muito proximamente com a população local até afastar-se da sociedade por vontade própria. E seria muito improvável, então, o sepultamento de um hanseniano no interior de uma igreja.

– E os médicos da época, como se pronunciaram a respeito? – perguntou Ângela.

– Bem, embora não houvesse na época recursos diagnósticos como os atuais, deve-se lembrar de que os médicos de Vila Rica daquele tempo eram procurados por doentes de toda a região pela sua qualidade profissional. E, com certeza, conheciam bem a hanseníase, pois a lepra era endêmica. No entanto, não há relato de nenhum deles dizendo ser esta a doença que acometeu Aleijadinho.

– E, então, Fúlvia, se não era essa a doença, qual seria? – perguntou Jorge.

– Numerosos outros diagnósticos foram aventados: bouba, sífilis, escorbuto, artrite reumatoide, zamparina, intoxicação por cardina...

– Epa! Explique o que são essas duas últimas, das quais nunca ouvimos falar – solicitaram vários dos presentes.

– Eu também jamais havia ouvido falar dessas doenças até começar meus estudos sobre Aleijadinho. Pelo que consegui descobrir, a zamparina teria sido uma doença venérea comum na região naqueles anos – ela levava a deformidades, paralisias e até a morte. Quanto à cardina, seria uma substância de origem vegetal utilizada na época para aumentar a sensibilidade artística.

– Parece-me que nenhuma desta série de hipóteses que você citou resiste a uma análise minimamente aprofundada – disse Jorge.

– Tem razão, Jorge. Por isso, guardei para o final o meu ás na manga.

– Como ex-aluno do grande professor de cirurgia da Universidade de São Paulo e da Escola Paulista de Medicina, Alípio Corrêa Neto, creio que tenho uma ideia do que você vai agora apresentar – comentou Oberdan.

– Exato, Dr. Oberdan. Esse grande mestre da cirurgia brasileira, por longo tempo chefe do Serviço de Angiologia do Hospital das Clínicas de nossa cidade, publicou em 1965 um livro extremamente bem documentado, do qual, aliás, tirei muitas das informações de minha apresentação, em que defende a hipótese de que a doença de Aleijadinho tenha sido a tromboangeite obliterante.

– Que surpresa! Então não seria uma doença infecciosa, e sim uma obstrução vascular? – perguntou espantado Ribas.

– Sim. Os médicos não conheciam essa doença na época, pois ela foi descrita por Leo Burger somente em 1908. Entretanto, estavam acostumados a tratar, e isso desde os tempos antigos, a consequência mais grave da forma evolutiva do entupimento vascular que caracteriza a doença, a gangrena, principalmente dos dedos. Corrêa Neto acredita que os facultativos que por ventura examinaram Aleijadinho tenham diagnosticado sua gangrena de extremidades, porém sem ter condições de determinar a sua causa.

– Mas ele poderia ter sobrevivido tanto tempo com a doença? – perguntou Jorge.

– Sim, Jorge. Corrêa Neto ressalta que a doença é crônica, de evolução lenta, podendo durar décadas. A dor é uma de suas características, e pode ser intermitente ou contínua, como parece ter sido o caso de Aleijadinho. No entanto, o prognóstico relativo à vida geralmente é bom, permitindo um longo tempo de sobrevida após seu aparecimento.

– E por que essa hipótese não é discutida mais profundamente pelos estudiosos? – perguntou Amadeu

– Creio poder responder à sua pergunta, Amadeu – interveio o Dr. Oberdan. – Pois foi só no século XX que o barroco mineiro, e Aleijadinho em particular, ganharam nova importância histórica e artística. Mas atualmente as obras de Aleijadinho são uma das principais atrações turísticas do estado de Minas Gerais. Hoje, sua qualidade artística é reconhecida internacionalmente e, aos poucos, o mundo vai descobrindo que o Brasil tem muito mais a oferecer, e não somente futebol e carnaval.

A PESTE DE ATENAS

Oberdan pediu silêncio.

– Hoje Ângela vai nos falar de uma epidemia menos conhecida e com menor número de fontes históricas, a chamada peste de Atenas.

– Obrigado, Dr. Oberdan – principiou Ângela. – Na verdade, o número de descrições desse fato histórico é mais do que exíguo: é praticamente apenas um. Porém, que um! O relato que Tucídides fez dos acontecimentos em seu livro *A Guerra do Peloponeso*, escrito em 404 a.C., quase ao final do conflito, é de uma perfeição e riqueza de detalhes incrível. Talvez o fato de ele próprio ter participado dos eventos tenha colaborado para tornar seu relato tão completo e digno de crédito. É no livro II de sua obra que ele descreveu a epidemia de que vamos tratar.

– Você poderia nos situar historicamente os acontecimentos? –solicitou Roberval.

– Tem razão, como vocês sempre dizem, comecemos pelo começo – brincou Ângela. – A Guerra do Peloponeso começou em abril de 431 a.C. e terminou em 404 a.C. Envolveu numerosas cidades gregas, organizadas em duas grandes ligas: a de Delos, com Atenas e seus apoiadores, e a do Peloponeso, de Esparta e seus aliados.

– Mas, nessa época, os gregos não estavam unidos na sua luta contra os persas? – perguntou Roverbal.

– De fato, no século v a.C., os gregos haviam se unido na Liga Helênica para combater os persas liderados por Dario I e depois por Xerxes. Mas, justamente a atuação de Atenas na divisão do espólio da guerra contra os persas, após a vitória grega em 479 a.C., foi um dos desencadeantes dos acontecimentos. No entanto, o principal elemento foi a disputa entre atenienses e espartanos por uma hegemonia territorial na região.

– Creio que não é errado dizer que Atenas e Esparta eram duas cidades com regimes e visão política bem diversas – disse Jubran.

– Sim, Jubran, marcadamente diferentes – continuou Ângela. – Atenas era um estado democrático, com predomínio de uma elite, porém com decisões tomadas em votações populares. Dava grande importância ao comércio e, para isso, desenvolveu um grande poderio marítimo. Já os espartanos viviam sob um regime oligárquico, com uma elite dória preocupada em manter poderosa força terrestre para impedir qualquer ameaça à sua soberania sobre o Peloponeso. E assim, após um período de paz relativa...

– Como seria uma paz relativa? – perguntou Fúlvia.

– Seria um período de pequenas guerras localizadas, mas sem hostilidades entre as duas grandes cidades. Até chegaram a assinar um tratado de paz 15 anos antes do início da guerra entre elas. Mas em 431 a.C., os espartanos decidiram romper esse tratado e iniciaram a invasão da Ática, devastando seus campos e afugentando sua população.

– E qual foi a reação de Atenas? – perguntou Jorge.

– A reação foi basicamente defensiva – seguiu Ângela. – Liderados por Péricles, optaram por abrigar os fugitivos dos campos dentro de sua muralha defensiva, na certeza de poder manter seu abastecimento de víveres pela via marítima. Ao mesmo tempo, enviaram sua frota naval para acossar o Peloponeso, exigindo assim que o exército espartano se dividisse entre atacantes e os que tiveram que permanecer em terras da liga do Peloponeso para garantir a retaguarda.

– Mas essa superpopulação de Atenas, fechada dentro das muralhas, me parece que criava um ambiente propício ao aparecimento de algum tipo de praga – disse Ribas.

– E foi o que aconteceu, Ribas. Segundo Tucídides, a doença começou na Etiópia, desceu para o Egito e Líbia e entrou em Atenas por Pireus, seu porto. No ano de 430 a.C., se espalhou pela população de Atenas. Durou dois anos, pareceu abrandar-se, porém voltou novamente em 427 a.C.

– Deve ter sido devastador – comentou Jubran.

– E foi. Atenas, perdeu um quarto de suas tropas e um quarto de sua população. Inclusive Péricles, seu líder, morreu vitimado pela praga. A maneira de vida ateniense ficou completamente desmoralizada, sua população tomada de um estado de apatia total em razão de sua descrença com a Medicina e a religião. Os doentes eram abandonados pelo temor de contágio – os poucos que os cuidavam eram os sobreviventes, pois ficou claro que a doença não atingia uma pessoa duas vezes. Os templos e as ruas ficaram amontoados de cadáveres. Quem podia queimava seus mortos em piras, construídas pelos próprios parentes ou apropriadas de outros, antecipando-se aos que as haviam construído para uso com seus próprios familiares.

– Que coisa horrível – interveio Ribas. – Creio que estamos prontos para discutir sua natureza e opinar sobre sua causa.

– Pois então, comecemos pela descrição dos sintomas e evolução dos acontecimentos, segundo a descrição de Tucídides, aliás a única de que dispomos. Ele relatou que a doença tinha início súbito, e os primeiros sintomas eram dor de cabeça e vermelhidão dos olhos. A seguir, ocorria inflamação da boca e da garganta; depois a doença atingia o peito, com tosse violenta. O acometimento seguinte era do tubo digestivo, com vômitos e diarreia. A sede se tornava um tormento, não cessando mesmo com a ingestão de água. A pele se cobria de pontos vermelhos, os quais evoluíam para pequenas bolhas e frequentemente ulceravam. Inquietação e insônia incontrolável aumentavam o sofrimento dos doentes. A morte sobrevinha entre o sétimo e o nono dia do quadro; os que sobreviviam a essa fase eram a seguir consumidos por diarreia profusa. Alguns apresentavam necrose das extremidades e até perda da visão. Entre os que escapavam com vida, alguns eram acometidos de amnésia total.

– Nossa, que doença horrível – comentou Fúlvia. E que colher de chá para que a liga do Peloponeso pudesse conquistar Atenas.

– Que nada, Fúlvia, eles abandonaram rapidamente toda a região da Ática por medo de que a doença se espalhasse entre eles. E mesmo a frota naval ateniense foi acometida pela epidemia, impedindo-a de atacar as costas do Peloponeso.

– Embora seja minha especialidade, confesso que não conheço nenhuma doença que se enquadre nessa descrição – comentou Ribas.

– Tem razão, Ribas. Mas existem duas possibilidades para isso. A primeira é que a doença tenha se modificado através dos séculos e tenha chegado até nós com características bastante diferentes. A segunda é que possa ter ocorrido uma epidemia principal, mas convivendo com outras doenças também epidêmicas em Atenas naquela época.

– Obrigado por me consolar da minha ignorância, Ângela, suas palavras fazem com que eu me sinta melhor. E, de fato, vejo na descrição de Tucídides elementos característicos de várias doenças, como tifo exantemático, varíola e peste.

– E foram essas as principais suspeitas diagnosticas pelos especialistas que estudaram o assunto – prosseguiu Ângela. – O favorito da maioria era o tifo exantemático, embora todos reconhecessem não ser essa uma forma típica dessa patologia.

– Mas parece que você guardou alguma surpresa para seu *gran finale* – brincou Oberdan.

– É verdade, surpresa mesmo – seguiu Ângela, exibindo um dos seus raríssimos sorrisos. – Pois a verdadeira causa da epidemia só foi descoberta em 2006, quando pesquisadores da Universidade de Atenas analisaram dentes de cadáveres encontrados em uma sepultura coletiva debaixo da cidade. E adivinhem o que encontraram?

– Cáries – disse rindo Roberval, achando que tinha feito grande piada.

– Não, Roberval – retrucou, irritada, Ângela, que não gostou da piada. – Pois saiba que encontravam o DNA do agente causador da epidemia, a *Salmonella typhi*.

– Nossa, febre tifoide! – espantou-se Ribas. Nunca vi um caso parecido com a descrição de Tucídides. Nos pacientes que cuidei, o início era em geral insidioso. A pele, quando apresentava alguma manifestação, eram pequenas lesões róseas arredondadas, geralmente no tronco... As roséolas típicas – completou. – E que nunca ulceram. A morte podia ocorrer por toxemia ao final da primeira semana, mas também comumente por perfuração intestinal na terceira semana de evolução. E esse quadro de confusão mental, então... existem descrições semelhantes no passado, como numa epidemia em Nova York, em 1947, mas recentemente nunca vi alterações com tamanha intensidade.

– Lembre-se que eu comentei que muitas doenças se modificaram através do tempo – seguiu Ângela. – Esse pode ter sido um bom exemplo disso. E, por fim, creio que não há como duvidar do achado. As técnicas atuais de Biologia Molecular permitem total segurança quanto aos seus achados.

– Pois então, Ângela, agora que sabemos quem foi o vilão, falta você nos falar sobre as repercussões históricas dessa epidemia – solicitou Oberdan.

– Sim, mas, para tornar essa explicação mais clara, é preciso ressaltar que a doença, pela rapidez com que matava os atingidos, circunscritos à área de Atenas, não se espalhou de maneira significativa para outras cidades, que assim deixaram de sofrer seus efeitos deletérios. Além das enormes perdas humanas, o espírito dos atenienses foi completamente destruído, sobrevindo desrespeito total às leis e aos costumes.

– Mas a guerra ainda durou bastante tempo – comentou Amadeu.

– Sim, mas após muitas mudanças de sorte da guerra nos anos seguintes, Atenas sitiada acabou por capitular em 404 a.C. e suas muralhas foram destruídas. Embora tenha conseguido ainda se recuperar nas décadas seguintes, e com o poderio de Esparta reduzido após a derrota frente a Tebas, ocorreu o enfraquecimento das cidades independentes. E sempre que um poder diminui, aparece outro para tomar seu lugar.

– Algumas décadas depois, começa a conquista do mundo da época pelos macedônios, sob a liderança de Alexandre – observou Jubran.

Oberdan fez ainda um último comentário para encerrar a reunião:

– Para ver como são imprevisíveis os caminhos da fortuna. Se foi uma bactéria que abriu os caminhos da glória para Alexandre, como vimos em reunião passada, parece ter sido um vírus que acarretou o seu fim.

A GRANDE ARMADA E O PEQUENO PIOLHO

– Hoje, colegas, Roberval vai nos falar de acontecimentos menos antigos do que os outros que vimos este ano. Afinal, só dois séculos nos separam da campanha francesa na Rússia de 1812 – iniciou Oberdan.
– Verdade, Dr. Oberdan. Vamos também discutir como um pequeno piolho ajudou decisivamente a derrotar o grande imperador Napoleão Bonaparte em sua tentativa malsucedida de conquistar um país que ele julgava atrasado e militarmente fraco, incapaz de opor resistência às suas tropas bem armadas e treinadas – disse Roberval.
– Creio que todos conhecemos alguma coisa sobre o assunto – interveio Ângela. – Afinal, quem nunca leu *Guerra e paz*?
– Sim – comentou Amadeu –, e além do tão famoso monumento literário de Tolstoi, quem nunca ouviu a *Abertura 1812*, de Tchaikovsky, com seu apoteótico final em que os sinos tocam, comemorando a derrota e expulsão do invasor.
– No entanto – lembrou Oberdan –, essas são apenas duas obras artísticas exponenciais envolvendo essa guerra, mas centenas ou até milhares de escritos descreveram e discutiram os aspectos militares dessa malfadada invasão e o sofrimento humano que ela causou.

– Vamos, então, retroagir a junho de 1812 – retomou Roberval. – As tropas napoleônicas se reuniram no leste da atual Alemanha, prontas para invadir a Polônia, caminho obrigatório para chegar à Rússia, objetivo final da campanha. Em 24 de junho, ocorreu a travessia do rio Nieman e a entrada em território polonês. E aí começaram a surgir os problemas para Napoleão.

– Que tipo de problemas? – perguntou Jorge. – Era verão, a neve só viria a atrapalhar muitos meses depois.

– Inicialmente, problemas logísticos. Devido à precariedade das estradas em que o exército tinha que se mover, tiveram que deixar para trás as fontes de provisão, que ficaram na retaguarda, distanciadas da linha de frente. E, depois, problemas de saúde entre os soldados.

– Penso que Napoleão não imaginava o grau de pobreza e de falta de higiene que iria encontrar – comentou Oberdan.

– Nem de longe – concordou Roberval. – As casas dos camponeses infestadas de baratas, seus corpos e roupas sujos e infestados de piolhos, tudo sugeria um grave risco de aparecimento de epidemias se houvesse contato dos soldados com a população local. Napoleão chegou a proibir rigorosamente qualquer forma de proximidade com os camponeses, mas, com o enorme número de invasores, essa medida foi, em grande parte, inócua. O corpo médico do Exército, composto por profissionais de alta qualidade, advertiu Napoleão do risco de epidemias de disenteria e tifo.

– Mas ele não deu atenção, não é? – comentou Jorge. – É sempre assim.

– Mesmo assim devemos lembrar que Napoleão foi um dos chefes militares que mais deu valor aos cuidados de saúde de seus exércitos. Ele já tinha tido amargas experiências com a peste na sua campanha do Egito e com a febre amarela no Haiti.

– E ele foi o primeiro comandante militar a tornar obrigatória a vacinação antivariólica de seus soldados – ressaltou Ribas.

– Mas mesmo assim decidiu continuar – comentou Oberdan.

– Sim, Dr. Oberdan, e aí apareceram as primeiras evidências do surgimento da epidemia de tifo.

– Seria bom lembrar como ocorre a infecção – sugeriu Ribas. – Alguns podem achar que ela se dá diretamente pela picada do piolho, mas isso não é correto. O que ocorre é que o piolho infectado pica, e depois evacua. Quando a pessoa se coça, leva a riquétsia, a bactéria que causa a doença, para dentro da pele, pelo próprio orifício da picada, ou por outras lesões cutâneas próximas.

– Mas, naquele tempo, não se conhecia o papel do piolho – comentou Fúlvia. – Se estou correta, embora o médico italiano Fracastoro tenha descrito a doença pela primeira vez de uma maneira científica no século XVI, o vetor só foi identificado como sendo o piolho quatro séculos mais tarde, em 1909.

– Por essa descoberta, Charles Nicolle ganhou um prêmio Nobel de Medicina.

– Sim, Jorge, mas foi um brasileiro, Henrique da Rocha Lima, que, em 1916, identificou a bactéria causadora da doença, a *Rickettsia prowazekii*, nome esse dado em homenagem a dois pesquisadores que morreram de tifo adquirido quando estudaram a doença.

– Mas já se falava em tifo desde a Antiguidade – interrompeu Fúlvia.

– "Tifo", porém, era então um termo genérico empregado para descrever doenças febris, às vezes exantemáticas, de extrema gravidade e características epidêmicas – esclareceu Ribas. – Febre tifoide e tifo epidêmico eram facilmente confundidos, recebendo a mesma denominação de tifo. Enquanto não se descobriu a importância do piolho na transmissão, nada se fez em termos de prevenção individual e coletiva.

– Voltando à doença, seu quadro clínico se inicia cerca de 12 dias após a transmissão da bactéria. Surgem febre, calafrios, dores pelo corpo, cansaço extremo e, em muitos casos, uma erupção cutânea pelo corpo todo. A morte é bastante frequente, mas mesmo os sobreviventes ficam por um longo tempo incapacitados para atividades físicas mais exigentes, como as que se esperam de um soldado em uma guerra.

– Imagino que a passagem de um piolho infectado para um indivíduo sadio não deveria ser difícil – comentou Amadeu.

– Não, pelo contrário – prosseguiu Roberval. – Os franceses dormiam agrupados pelo temor de um ataque russo, e, evidentemente, não tomavam banho, já que toda a água disponível era para beber. Assim, após um mês do início da invasão, a epidemia tinha feito quase 100 mil vítimas, entre mortos e incapacitados.

– Mesmo assim, as tropas da Grande Armada venceram as batalhas iniciais – lembrou Ângela.

– Até que encontraram resistência na conquista de São Petersburgo, capital russa na época – explicou Roberval. – Decidiram então avançar sobre Moscou. Enquanto isso, os russos optaram por se retirar, deixando para trás aldeias e campos arrasados e poços de água inutilizados, dificultando dessa maneira uma satisfatória recuperação logística com a qual os franceses contavam.

– Mas e a Batalha de Borodino? – perguntou Fúlvia.

– Essa ocorreu em setembro – prosseguiu Roberval. – Após três meses de recuo, os russos decidiram ser chegada a hora de enfrentar os franceses. E assim, nas proximidades de Moscou, 250 mil homens se envolveram numa luta que, em um único dia, deixou cerca de 70 mil mortos. Embora aparentemente vitoriosos no campo de batalha, os franceses tiveram grandes perdas, de difícil reposição, ao passo que os russos não tinham essa dificuldade. Quando Napoleão entrou em Moscou, encontrou a cidade incendiada e destruída. Com a perspectiva de enfrentar o inverno russo sem suprimentos e com uma grave epidemia causando ainda mais perdas em suas forças, ordenou a retirada. E aí, inverno, com temperaturas negativas de 20 a 30 graus, a falta de roupas e botas adequadas, a escassez de alimentos e as doenças dizimaram os retirantes. Em dezembro, ao final da campanha, as tropas francesas contabilizaram quase 400 mil mortos e 100 mil prisioneiros. E as poucas dezenas de milhares de sobreviventes ainda voltaram trazendo em suas bagagens o tifo, que se espalhou então pela Europa.

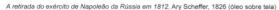

A retirada do exército de Napoleão da Rússia em 1812, Ary Scheffer, 1826 (óleo sobre tela)

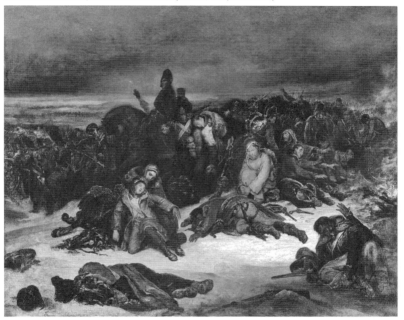

Napoleão e seu exército em retirada.

– Esse foi o fim da campanha na Rússia, mas não de Napoleão – comentou Jubran.

– Não, ele conseguiu formar novo exército, com cerca de meio milhão de soldados, mas a epidemia já devastava suas forças, matando cerca de metade de seus homens. E na Batalha de Leipzig, em outubro de 1813, esse exército enfraquecido sofreu fragorosa derrota em confronto com as tropas de Áustria, Rússia, Prússia e Suécia.

– Roberval, permita-me interromper... – disse Oberdan.
– Claro, Dr. Oberdan.
– Obrigado. Só queria contar a vocês que, quando estive em Leipzig, tive ocasião de visitar o monumento erigido para comemorar a vitória sobre Napoleão. Hoje tem o nome de monumento da Batalha das Nações, e é muito impressionante, com tamanho incrível, aliás é um dos maiores monumentos da Europa.

SteffenG (CC BY 3.0)

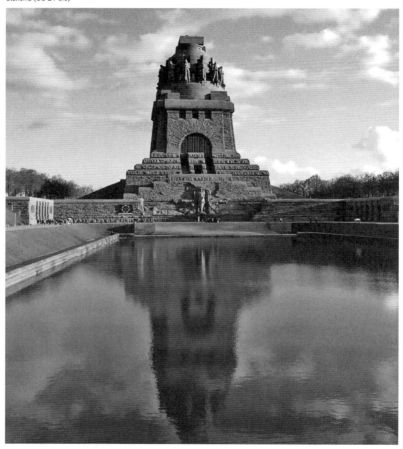

Monumento da Batalha das Nações, Leipzig (Alemanha).

– Não deixaremos de visitá-lo, se um dia pudermos fazer essa viagem – suspirou Amadeu.

– Mas agora sem o risco de adquirir a doença, que, entre 1813 e 1814, matou dois milhões de europeus – comentou Roberval.

Verdade – concordou Ribas. – Após a descoberta do seu papel na transmissão da doença, acabou a boa vida dos piolhos.

– Sim, a partir daí, e principalmente entre os militares, vítimas preferenciais da doença por viverem frequentemente aglomerados e em condições de má higiene, passaram a se tomar severas medidas higiênicas. Daí vem, por exemplo, a obrigatoriedade de raspar a barba e cortar o cabelo bem curto, a limpeza dos uniformes e das roupas íntimas, o banho periódico...

– Mesmo assim não muito frequente – comentou Ângela, que havia feito estágios na França e na Alemanha.

– Não – sorriu Roberval –, nada parecido com os nossos hábitos de banho diário. Mesmo assim, e ainda antes da disponibilidade dos antibióticos, essas medidas tiveram enorme impacto. Basta citar, como exemplo, que, na Primeira Guerra Mundial, na frente ocidental, onde essas precauções contra o tifo foram rotineiras, praticamente não houve manifestações da doença; já na frente oriental, em que não se implantaram essas medidas profiláticas, o tifo vitimou cerca de três milhões de pessoas.

– Mas os militares não foram as únicas vítimas da doença – interveio Jorge.

– Tem razão – concordou Roberval. – Mas como o piolho infectado também morre em poucos dias, as epidemias só podem ocorrer onde existem aglomerações humanas em más condições de higiene. E isso ocorreu em várias aldeias e cidades da Europa com essas características. Um exemplo mais recente, esperamos que seja o último, foi a grande mortalidade por tifo nos campos de concentração criados pelos alemães durante a Segunda Guerra Mundial, isso numa época em que já se conheciam bem as medidas preventivas.

– Mais um exemplo da barbárie nazista – falou Jorge, enfaticamente.

– Mas podemos ter certeza de que foi mesmo o tifo que vitimou as tropas francesas? – perguntou Ângela

– Sim. Além do quadro clínico e das características epidemiológicas, temos outro dado a nos dar certeza disso – respondeu Roberval. – Em um achado recente, de 2001, trabalhadores escavaram, na Lituânia, uma fossa com 3.000 corpos, os quais foram identificados, pelos botões dos uniformes e pela presença de moedas francesas antigas, como soldados da Grande Armada. Pesquisadores da Universidade de Marselha examinaram a polpa dentária de 72 dentes desses esqueletos, e em muitos deles encontraram o DNA da riquétsia causadora do tifo.

– Mas hoje, graças aos progressos da ciência, a maioria dos médicos jamais viu nem verá um caso da doença – profetizou Oberdan, encerrando a reunião.

O MAPA DA MINA

– Senhores – começou Oberdan –, nesta nossa última reunião do ano, Ribas vai nos falar de uma das maiores epidemias que já atingiu a cidade de Londres: o surto de cólera de 1854. E parece-me que ele se propõe a fazer sua apresentação de uma maneira original e inovadora.

– Verdade, Dr. Oberdan. Ao estudar a história dessa epidemia, não pude deixar de notar como ela serviria muito bem para um roteiro cinematográfico. É assim que pretendo transmiti-la a vocês.

– Hum, quer dizer que o nosso colega infectologista tem suas veleidades artísticas? – comentou Ângela, com uma indisfarçável ponta de sarcasmo.

– Tem razão de desconfiar, Ângela – respondeu calmamente Ribas. – Afinal, não sou nenhum especialista em cinema. Mas guarde sua ironia e suas críticas para o final, se eu não conseguir desempenhar bem a minha tarefa.

– Vá em frente, Ribas – disse Jorge em voz alta. – Você tem o nosso voto de confiança.

– Obrigado. Então, vamos começar.

I – *A época dos acontecimentos*

A ação se passa no final do verão de 1854, com início em 28 de agosto, em um clima quente e úmido. Nos últimos cinco anos, vários surtos de cólera haviam acometido populações de bairros localizados, em sua maioria, ao sul do rio Tâmisa, poupando os bairros mais ao norte. A região chamada Golden Square, onde se passarão os principais acontecimentos que iremos narrar, estava até então praticamente incólume.

II – *Personagens principais*
1. A inocente desencadeante da epidemia, criança do sexo feminino, sobrenome Lewis, primeiro nome desconhecido, cinco meses de idade.
2. O detetive John Snow, 42 anos, cirurgião bem-sucedido, porém com interesses médicos mais amplos.
3. Henry Whitehead, parceiro do detetive, clérigo, muito benquisto no bairro.
4. A bactéria *Vibrio cholerae*, o vilão, ainda desconhecida na época desses acontecimentos.

III – *O cenário*

Bairro do Soho, no oeste de Londres. Cercado por outros distritos mais prósperos, o Soho era um bairro de trabalhadores e indústrias poluidoras. Não tinha sistema de esgotos. Sob o assoalho das casas havia fossas que frequentemente vazavam. O mau-cheiro era insuportável. A água era fornecida por minas, com alavancas manuais para o bombeamento. A mais popular dessas minas era a de Broad Street, pois sua água era considerada a mais fresca e limpa da região. Todos os cafés, *pubs* e restaurantes das redondezas utilizavam somente essa água no preparo de seus alimentos e bebidas. Muitas pessoas de outros bairros, inclusive, iam para essa área, denominada Golden Square, só para se abastecer de água da mina da Broad Street.

IV – *A doença*

Transmitida unicamente pela ingestão de água ou alimentos contaminados, a cólera não teve grande destaque na história das epidemias em ambientes rurais ou agrupamentos urbanos com número de habitantes não muito elevado. Porém, quando algumas cidades passaram a abrigar populações muito numerosas (a Londres da época já tinha cerca de 2,5 milhões de habitantes), a maioria vivendo em condições de extrema pobreza e sem qualquer tipo de benefícios sanitários, a doença achou caminho aberto para causar grandes epidemias, chamadas de pandemias quando atingiam regiões extensas, muitas vezes continentes inteiros.

Seu agente e etiológico, o *Vibrio cholerae*, é uma bactéria de fácil adaptação aos seus próprios interesses. Quando em situação não favorável à sua disseminação, em benefício de sua própria sobrevivência, as cepas causadoras de formas clínicas menos graves passam a predominar. Já em ambientes de alta transmissão, o predomínio passa a ser das cepas mais agressivas, responsáveis por mortalidade elevada.

– Puxa, mais que bactéria esperta! – interrompeu Jorge.

– Fique quieto, Jorge – solicitou Ângela. – O Ribas não pediu que comentários e críticas ficassem para o fim de sua apresentação?

– Tem razão, Ângela – reconheceu Jorge. – Peço desculpas e solicito ao Ribas que continue.

– Tudo bem, a respeito da doença só faltou citar a gigantesca capacidade de reprodução da bactéria. Um copo de água poderia conter 200 milhões delas sem que o líquido ficasse minimamente turvo, dificultando, portanto, a sua detecção. Em alguns dias de doença, um paciente elimina até um trilhão de unidades do germe, lembrando que um milhão de bactérias já é uma dose infectante.

– Fantástico! – era Jorge novamente.

– Shh. Shh.

– Desculpas de novo...

– Sem problemas, Jorge, agora vamos entrar na parte da ação propriamente dita.

– Vamos lá, Ribas – apoiou Oberdan. Você está indo muito bem. Ofereceu-nos uma excelente visualização de ambiente em que irão transcorrer os acontecimentos.

– Obrigado, Dr. Oberdan. E agora vamos à ação.

v – *A ação*

Thomas e Sarah Lewis se mudaram para a Broad Street no final da década de 1840. Tiveram um filho que morreu antes de completar um ano de idade. Em 1854, nasceu sua filha, cujo nome a História não guardou. Na madrugada de 28 de agosto desse mesmo ano, a menina começou a apresentar vômitos e intensa diarreia aquosa, que ensopou suas fraldas de pano, lavadas pela sua mãe em um balde de água morna. A seguir, Sarah desceu até a rua e despejou o conteúdo do balde numa fossa que se situava bem em frente à sua casa, na altura do número 40 da Broad Street. Dois dias depois começaram a aparecer nas redondezas casos de diarreia prontamente diagnosticadas como cólera. Rapidamente, o número de casos chegou na casa das centenas, muitas vezes acometendo famílias inteiras, com manifestações clínicas extremamente violentas. Foram observadas evoluções para a morte menos de 24 horas após os sintomas iniciais. Logo surgiram as primeiras carroças carregadas de cadáveres. Com o número de mortos se aproximando da centena, os ainda sadios se trancaram em suas casas. Aqueles que tiveram condição apressadamente abandonaram o bairro, deixando 75% das casas vazias.

No dia 3 de setembro, já haviam sido contabilizadas 127 mortes. Até o dia 10, esse número havia subido para 500. A seguir, a epidemia arrefeceu, mas, até o final desse episódio, morreriam 616 pessoas.

vi – *O investigador*

Aos 42 anos de idade, John Snow poderia ser considerado um médico extremamente bem-sucedido. Nascido em uma família de trabalhadores modestos, rapidamente deixou para trás as etapas de aprendizado, universidade e doutorado. Apesar de sua prática ser de cirurgia e clínica, sua preocupação com a dor dos pacientes, em particular aqueles submetidos a intervenções cirúrgicas, levaram-no a se interessar pelo nascente campo da anestesia. Foi um dos primeiros a empregar o éter e depois o clorofórmio. Em sua linha de curiosidade pelas causas e consequências do que utilizava, publicou estudos quanto à melhor maneira de utilizá-los. Criou um tipo de inalador, analisou os efeitos da temperatura ambiente na eficácia e duração do efeito desses anestésicos e a biologia de cada um. Sua fama nesse campo cresceu tanto que, no oitavo parto da rainha Victoria, foi convocado para ser seu anestesista. Tendo-lhe administrado clorofórmio, Sua Majestade teve um parto tranquilo e com pouca dor, tendo manifestado muita gratidão ao Dr. Snow pelo seu trabalho.

Anônimo, 1856 (autotipia)

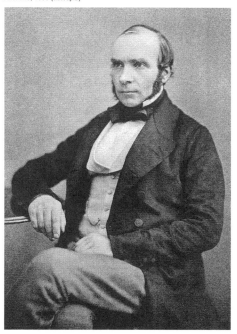

John Snow.

– Puxa, mas que espírito multivalente tinha esse nosso colega – comentou Amadeu.

– Verdade, Amadeu, porém, além de competente e multivalente, ele era também dotado de uma incrível curiosidade em saber o porquê das coisas. Talvez essa inquietude intelectual é que o tenha levado a se interessar pela cólera. Afinal, desde 1845, ele já tinha contato com a doença.

– Se não me engano, naquela época as opiniões quanto à causa de surtos e epidemias dividiam os cientistas em dois grupos opostos – comentou Jubran. – Os miasmáticos acreditavam na transmissão pela atmosfera poluída, enquanto os contagionistas, ainda uma pequena minoria, achavam que o contágio se dava de pessoa para pessoa, embora não soubessem como.

– Corretíssimo, Jubran – continuou Ribas. – E mesmo entre os contagionistas, nenhum havia até então levantado a hipótese de possível transmissão tendo a água por veículo.

– Até o Dr. Snow realizar suas investigações – disse Ângela.

– Isso, Ângela. Snow observou que, em 1848, a cólera reapareceu na ilha após essa longa ausência. E isso se deu após a chegada do navio alemão Elbe ao porto de Londres, vindo de Hamburgo. Um dos marinheiros alugou um quarto numa pensão e, após poucas horas, estava morto pela cólera. Após alguns dias, outro homem alugou o mesmo quarto, e também apresentou a doença logo a seguir. Em poucas semanas, a cólera havia se espalhado pelas redondezas e, a seguir, para o resto do país. Nos dois anos de duração, a epidemia causou cerca de 50 mil mortes.

– E isso deu uma pista para um observador arguto como Snow – comentou Fúlvia.

– Sim, Fúlvia, associado ao fato de que o médico que cuidou de ambos, frequentando o mesmo quarto, permaneceu sadio. Ora, isso abalava profundamente a teoria miasmática e colocava um dilema para os contagionistas da não transmissão de homem para homem pelo simples contato pessoal. E aí Snow passou a sugerir que a cólera deveria ser causada por algum agente, ainda desconhecido, ingerido pelos que adoeciam, provavelmente por beber água contaminada com o material diarreico dos enfermos.

– Genial! – entusiasmou-se Roberval. – Simplesmente genial.

– Sem dúvida. Ele começou, assim, a tentar utilizar sua hipótese para explicar a epidemia do Soho. E verificou que os habitantes de Londres que bebiam água fornecida por uma campanha que se abastecia no trecho do Tâmisa que atravessava o centro de Londres, onde desaguava a maioria dos esgotos, adoeciam mais frequentemente que os consumidores de água de outras fontes. Publicou seus achados em 1849. Eles foram recebidos com interesse, mas não com grande convencimento. E foi então que a *London Medical Gazette* sugeriu que uma prova decisiva seria se água da região afetada pela doença fosse transportada para local distante e lá causasse cólera nos que a ingeriram.

– Uma sugestão inteligente – comentou Oberdan.

– E que deixou Snow matutando sobre ela durante 5 anos. E quando surgiu a notícia da epidemia no Golden Square, ele viu a oportunidade de provar a sua teoria.

– Caramba, este roteiro cinematográfico está ficando cada vez mais emocionante – entusiasmou-se Jorge, mais uma vez.

– Apesar das interrupções – bronqueou Ângela, esquecida de que ela também havia feito uma.

– Vamos em frente. Snow dirigiu-se à Broad Street e iniciou suas observações. Desenhou um mapa com um círculo ao redor da mina. Os que moravam dentro do círculo certamente utilizavam aquela água; os que ficavam de fora tinham outras fontes mais próximas de suas casas. Verificou, então, que a mortalidade entre os habitantes do círculo interno tinha sido elevadíssima, e muito baixa entre os de fora. Entretanto, mesmo entre esses ocorreram casos. Entrevistas com os sobreviventes e com os parentes dos mortos de fora do círculo confirmaram que todos eles tinham o hábito de beber água da mina de Broad Street.

– Caso resolvido – sentenciou Ângela.

– Não, ainda não. Mais evidências eram necessárias para destruir uma convicção tão predominante como a teoria miasmática. Snow seguiu dois caminhos: verificar se alguns casos ocorridos em bairros mais distantes poderiam ter alguma relação com a mina de Broad Street; e procurar explicação para núcleos poupados da doença, apesar de viverem ou trabalharem bem próximos da mina.

– Que homem metódico, hein? – falou Jubran com admiração. – Um verdadeiro cientista.

– De fato. E como nem sempre, mas muitas vezes, "quem procura, acha", como diz nosso ditado popular, ele encontrou as evidências de que necessitava. Primeiro, confirmou que duas mortes no distante bairro de Hampstead foram de parentes de habitantes do círculo interno, dos quais recebiam regularmente suprimentos da tão valorizada água da mina de Broad Street. A seguir, foi investigar dois locais próximos a essa mina em que um grande número de habitantes ou trabalhadores foram, aparentemente, poupados da doença.

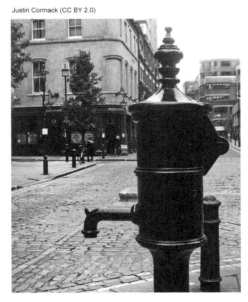

A mina de Broad Street.

– Caramba, isso não é um homem, é um dínamo – comentou o Dr. Oberdan. – Todo um trabalho que normalmente exigiria uma equipe foi por ele realizado sozinho.

– E com que rapidez! – seguiu Ribas. – Primeiro, dirigiu-se a uma espécie de cortiço, a St. James Work House, onde só dois dos 535 habitantes foram atingidos pela cólera. Como já esperava, eles tinham um suprimento próprio de água de uma das companhias fornecedoras, e, além disso, tinham seu próprio poço.

– Primeira verificação conclusiva – animou-se Jorge.

– E a segunda foi na Cervejaria Lion, que ficava quase ao lado da mina de Broad Street. Nenhuma morte entre seus 70 trabalhadores. Também eles tinham fornecimento de água e poço próprios, e os proprietários relataram a Snow que seus funcionários praticamente não bebiam água, dando preferência a suas cotas diárias da bebida maltada por eles produzida.

– E isso fechou o caso – disse Jorge.

– Não interrompa, Jorge – resmungou Ângela –, não agora que chegamos no mais emocionante do roteiro do Ribas.

– E podem imaginar o quão emocionante tinha sido essas constatações para Snow – continuou Ribas –, mas a história não termina por aí.

VII – *A ação final*

Nessa altura dos acontecimentos, Snow sabia que tinha coletado material suficiente para destruir a teoria dos miasmas e comprovar o papel da água na transmissão da cólera. E sabia, também, que receberia o reconhecimento da Academia pelo seu trabalho. Se fosse outro homem, talvez tivesse se recolhido nesse ponto para preparar a publicação de seus resultados. Mas não Snow! Não um homem com a sua dedicação à melhora das condições de vida da população em geral, e dos mais desfavorecidos, em particular. Ele tinha, portanto, mais uma tarefa fundamental a cumprir. As pessoas do bairro continuavam morrendo pela doença e, agora que ele sabia qual era a fonte de transmissão, impunha-se que tomasse uma ação decisiva para interromper a epidemia. Com essa determinação em mente, Snow pediu para ser ouvido na reunião de emergência dos dirigentes da paróquia de St. James, programada para discutir a epidemia. Apresentou seus argumentos a uma audiência inicialmente cética, mas finalmente conseguiu aprovação para a retirada da manivela da mina. Isso ocorreu na manhã seguinte, dia 8 de setembro, após sete dias do início da epidemia. Na semana seguinte, ainda ocorreram mortes, mas ficou evidente que o pior momento já passara.

– Mas não poderia ser que a retirada da manivela ocorreu quando a doença já estava entrando em declínio? – perguntou Oberdan.

– É bem provável, Dr. Oberdan, mas mesmo assim, a interrupção do consumo da água da mina teve um efeito benéfico, no mínimo complementar, e com certeza causou a salvação de numerosas vidas que seriam perdidas sem essa intervenção.

– E com isso chegamos ao "*happy-end*" – falou sorrindo Fúlvia.

– Não, Fúlvia, não tenha tanta pressa, a história ainda continua. Você sabe como ideias arraigadas demoram a morrer, mesmo entre as lideranças científicas de cada época. Os miasmáticos se agarraram a dois pontos para contrariar a teoria de Snow. O primeiro foi o laudo do exame da mina de Broad Street, o qual procurava alguma fissura que permitisse a infiltração de água contaminada proveniente das fossas da redondeza. Pois nada foi encontrado! A estrutura do poço da mina estava totalmente íntegra. O segundo foi a ausência de um caso inicial, que deveria ter ocorrido alguns dias antes do início da doença para haver tempo suficiente para a contaminação da mina, e, a seguir, as manifestações clínicas dos primeiros infectados.

– Puxa, isso poderia ter sido suficiente para desanimar Snow, após tantos esforços dispendidos – disse Jorge.

– Poderia mesmo, Jorge, mas é aí que entra o nosso segundo detetive, o Reverendo Henry Whitehead. No início, um opositor da teoria de Snow, mas, sendo um indivíduo de ideias abertas, aproximou-se dele e passaram longo tempo discutindo a situação. Aos poucos, Whitehead foi se convencendo de que a hipótese de Snow era a única explicação possível para a concentração de casos nas ruas ao redor da mina de Broad Street. Pôs-se, então, em marcha para tentar colaborar nessa comprovação.

– E o que ele poderia encontrar que já não tivesse sido visto antes por Snow? – perguntou Jubran.

– Exatamente as respostas que ainda estavam faltando. Continuou as suas caminhadas pelas ruas, as entrevistas com os moradores sobreviventes, que com ele se abriam pela confiança e carinho que a comunidade dedicava a esse religioso sempre presente nos seus momentos de aflição. Mas, além disso, passou incontáveis horas no escritório do Registro Central, procurando alguma informação que pudesse ser útil. E aí se deparou com uma notícia de fundamental importância: a da morte da filha do casal Lewis, após uma diarreia que se prolongou por quatro dias. Estudando as datas, percebeu que o início do quadro da menina se deu exatamente dois dias antes do aparecimento dos primeiros casos da epidemia.

– Puxa, que sorte! – exclamou Roberval.

– Sorte nada, Roberval, isso é o resultado que se obtém quando se alia curiosidade científica com trabalho duro – retrucou Ângela.

– Mas ele não parou por aí – continuou Ribas. – Imediatamente dirigiu-se à casa da criança, confirmou com sua mãe as datas, e quando essa resposta foi satisfatória para permitir considerar o caso da menina como o inicial, perguntou à mãe o que era feito com as fraldas sujas da criança. A mãe informou que eram lavadas num balde de água, cujo conteúdo era despejado numa fossa situada na frente da casa, a uma pequeníssima distância da mina, menos de um metro. Uma segunda averiguação mostrou que as paredes da fossa estavam totalmente avariadas, e que o chão até a mina estava completamente infiltrado por fezes humanas.

– Aleluia! – comemorou Jorge – Todas as dúvidas agora estavam esclarecidas, não poderia mais haver qualquer tipo de contestação.
– E que dupla de detetives! – comentou Fúlvia.
– E que se tornaram grandes amigos – reiniciou Ribas.
– E parceiros na glória – sugeriu Jubran.
– Não foi bem assim – continuou Ribas. – Já comentamos, há pouco, como é difícil penetrar com novas ideias em mentes totalmente convencidas de teorias diferentes. O número dos adeptos das conclusões de Snow sobre o papel da água contaminada no desencadeamento dos acontecimentos aumentou gradativamente, porém foram necessários vários anos para que essa teoria se tornasse predominante. Snow estava consciente disso. E chegou a dizer a Whitehead que talvez eles não vissem o dia em que as grandes epidemias de cólera seriam coisas do passado, graças ao conhecimento adquirido pela sua forma de propagação. Quanto a Whitehead, estava errado, pois o nosso reverendo viveu mais 40 anos, morrendo em 1896, aos 70 anos de idade. Já Snow morreu em 1858, com 45 anos, de um acidente vascular cerebral. Mas, em grande parte graças a ele, menos de 10 anos após sua morte, Londres já possuía o mais avançado sistema de esgotos do mundo, considerado até hoje uma maravilha de engenharia. Depois, outros países tomaram igual conduta para proteger suas populações urbanas.

– Infelizmente, após décadas de desaparecimento da cólera nas grandes cidades do primeiro mundo, ela ainda é uma triste realidade no terceiro – comentou Amadeu.

– Sim, mas tenho certeza de que, com a progressiva melhora mundial das condições sanitárias das grandes cidades e com o advento das vacinas de melhor qualidade e produzidas em maiores quantidades, em breve a cólera será mais uma doença do passado e desconhecida para os médicos mais jovens.

– Puxa, Ribas, foi um roteiro excelente, ainda mais para um principiante. Então, permita-me uma última pergunta: de onde você tirou tantos conhecimentos sobre esse assunto? Internet?

– Obrigado, Amadeu. A grande maioria das informações eu obtive de uma única fonte, e não foi da internet. Foi do magnífico livro de Steven Johnson, jornalista e escritor americano, *The Ghost Map*. É uma leitura obrigatória para quem se interessa pela história das epidemias.

– Pronto – reclamou Ângela –, já temos lição de casa para nossas férias.

VIII – *E por falar em férias...*

Levantando-se e batendo no copo com uma faca para solicitar a atenção de todos, Oberdan pediu para fazer um anúncio:

– Colegas, neste último encontro do ano quero fazer um aviso. Normalmente nos reunimos mensalmente de março a novembro, para não coincidir com os períodos habituais de férias. Mas talvez no próximo ano tenhamos que modificar a nossa rotina. Afinal, Fúlvia e Jorge têm direito a pelo menos dois meses de licença maternidade e paternidade.

A alegria tomou conta do grupo, e começaram a chover perguntas de todos os lados.

– Que maravilha – exclamou Ângela. – Para quando é?

– Parabéns, parabéns, é menino ou menina? – perguntou Jubran.

– Vai ser no começo de maio – respondeu Fúlvia, com um sorriso de felicidade –, e o exame de sexagem fetal nos informou que vai ser um menino.

– Já escolheram o nome? – perguntou Amadeu.

– Sim – respondeu Jorge com um sorriso matreiro. – A são-paulina Fúlvia domou o machismo deste corintiano que vos fala e exigiu direitos iguais nessa escolha. Assim, o moleque vai se chamar Basílio Rogério. Como o padrinho, Dr. Oberdan, é palmeirense, ele vai ter o direito de escolher sua preferência quando crescer.

E entre risadas, abraços e votos de boas festas, encerrou-se mais um ano de encontros da confraria.

LEITURAS RECOMENDADAS

Alípio Corrêa Neto. *A doença do Aleijadinho*. São Paulo: Mestre Jou, 1965.

Daniel Defoe. *A Journal of the Plague Year*. New York: Dover Thrift Editions/Dover Publications, 2001.

Daniel Defoe. *A Journal of the Plague Year*. First Published in 1722. Auckland: The Floating Press, 2009.

Hans Zinsser. *Rats, Lice and Hystory*. New York: Black Dog/Leventhal Publishers, 1934.

Pedro Paulo Funari. Guerra do Peloponeso. In: Demetrio Magnoli (Org.). *História das guerras*. São Paulo: Contexto, 2001.

Philip Ziegler. *The Black Death*. New Hampshire: William Collins Sons/Alan Sutton Publishing, 1991.

Stephan Talty. *The Illustrious Dead*: the Terrifying Story of How Tiphus Killed Napoleon's Greatest Army. New York: Crown Publishers, 2009.

Steven Johnson. *The Ghost Map*. New York: Riverhead Books, 2006.

Valerio Massimo Manfredi. *Alexandros*. Rio de Janeiro: Rocco, 2000.

O AUTOR

Guido Carlos Levi é médico infectologista, com doutorado pela Universidade Estadual de Campinas. Foi médico do Hospital do Servidor Público Estadual durante 40 anos e diretor do Instituto de Infectologia Emílio Ribas durante outros seis. Foi diretor do Conselho Regional de Medicina de 1983 a 1988, tendo sido presidente de 1986 a 1988. É membro da diretoria da Sociedade Brasileira de Imunizações e assessor na área de imunizações do Ministério da Saúde e da Secretaria de Estado da Saúde de São Paulo.

GRÁFICA PAYM
Tel. [11] 4392-3344
paym@graficapaym.com.br